湛庐 CHEERS

与最聪明的人共同进化

HERE COMES EVERYBODY

U0338380

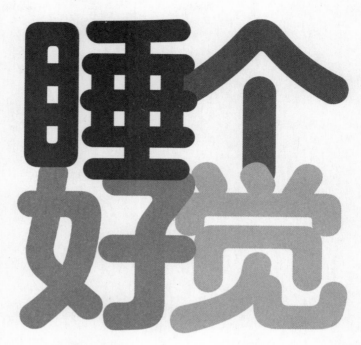

睡个好觉

THE
MYSTERY
OF SLEEP

[加]
迈尔·克利格　　著
Meir Kryger

高嵩　　译

浙江教育出版社·杭州

解密睡眠，造福大众

—— 写在《睡个好觉》中文版出版之际

世界上的每一位睡眠医学工作者都知道克利格教授，他是睡眠医学经典《睡眠医学：理论与实践》（*Principles and Practice of Sleep Medicine*）的第一主编。该书厚达 2000 页，洋洋洒洒数百万言，历经 30 年，已经出版发行了 6 版，成为睡眠医学领域公认的经典教材。克利格教授不仅在睡眠医学专业领域著述颇丰，在睡眠知识的科普教育方面也声誉卓著。《睡个好觉》就是他的睡眠知识科普教育代表作，从提升全民睡眠健康水平的角度讲，其长期影响力将不亚于《睡眠医学：理论与实践》。

人的一生中有三分之一的时间是在睡眠中度过的。与进食和饮水一样，睡眠也是人类不可或缺的本能活动。睡眠疾病包括"睡不着""睡不醒""睡不好"三大类 90 多种。在我国大约有 10% 的人因睡眠障碍而需要积极的医疗干预。随着生活节奏的加快和老龄化社会的到来，睡眠问题的困扰日益加剧，除影响生活质量和损害健康之外，与之相关的交通意外和作业事故也成为重要的公共安全隐患。因为有这一巨大需求，临床睡眠医学在过去的 40 年间得到了长足的发展。

据中国睡眠研究会的统计，我国目前能够提供睡眠诊疗服务的医疗机构超过 3000 家，但睡眠疾病的诊断率和治疗率均不到 1%。因此，如何通过在公众中普及睡眠知识、提高睡眠保健能力，从"治已病"转向"防未病"，成为实现健康睡眠，从而达到全民健康这一战略目标的重要一环。《睡个好觉》一书图文并茂，结合典型案例，用平实而精准的语言阐释了睡眠的秘密，核心是要告诉我们为什么需要良好的睡眠以及如何才能达到这一目标。本书既介绍了睡眠疾病知识，又提供了切实可行的保健方法，兼具科学性和科普性，是一本很好的睡眠健康教材，不仅对公众有教育意义，对睡眠医学领域的专业人员也具有参考价值。

克利格教授是一位具有国际视野的睡眠专家。多年前，他利用到北京参加会议的机会到访北京大学人民医院睡眠中心，对我们的工作特别是在发作性睡病领域的研究印象深刻。在《睡个好觉》的中文版序中，他特别提到了北京之行以及与我的见面，并道出了自己愿意提供版权协助本书在我国出版发行的目的，即希望本书能够帮助提升我们这个睡眠服务需求大国的公众对睡眠及睡眠疾病的认知水平。译者高嵩先生多年来在国内开展了卓有成效的睡眠知识科普工作，湛庐文化独具慧眼，相信通过大家的通力合作，一定能够达成克利格教授的这一心愿，对我国公众的睡眠健康提供一定的帮助。

韩芳

北京大学人民医院睡眠中心主任

中国睡眠研究会理事长

2019 年 7 月

"清醒"面对工作和生活

　　几年前在北京的时候，我拜访了中国睡眠研究会的顶级专家韩芳教授，当年的场景还历历在目。我了解到中国人的睡眠问题，尤其是睡眠呼吸暂停和发作性睡病，跟世界各国一样严重。睡眠问题已经成为影响大众健康和生活质量的重要问题之一。

　　虽然睡眠问题相当普遍，近年来大众对睡眠问题和相关疾病的关注也越来越多，但仅在中国，由于没有诊断出睡眠问题，每年有数千万人饱受失眠、困乏等诸多问题的困扰。据统计，每 5 个中国成年人里，就有一人患有阻塞性睡眠呼吸暂停综合征，这极大地影响了他们的身心健康和行为能力。由于无法获得充足的睡眠，他们无法保证第二天有饱满的精神状态。而在老年人中，这种现象更普遍。这可能跟中国人生活水平的提高和饮食结构的变化有很大关系。

　　过去的 40 年里，我治疗了超过 40000 名有睡眠问题的患者，并且见证了许多误诊和缺乏治疗的病例。我希望这本书能够帮助人们提高日常生活中对睡眠疾病的认识。很多人认为女性通常离出现睡眠问题很远，这其实是一种误解。我在书里也跟大家分享了一些女性患者的误诊案例，希望通过这些让读者意识到误诊对生活产生的极大影响。我也分享了一些读者如何识别自己睡眠问题的小贴士，希望帮助读者学习如何治疗和应对这些问题。

尽管已经学习和了解了许多，但对我来说，睡眠依然很神秘。我之前所做的大量研究成果揭示了睡眠疾病对家庭和社会的影响，这本书里包含的内容在 10 年前是无法想象的。睡眠问题可能会发生在人生的许多阶段，我希望本书可以给中国读者提供一个了解并认识睡眠问题的途径，同时也希望读者能得到有效的治疗。

希望本书可以给中国读者更多的帮助。最后，希望大家能够有更高的生活质量，以更"清醒"的状态面对工作和生活。

序言　被忽视的睡眠问题

对我来说，睡觉一直是个谜。

大约 20 年前，在一个讨论睡眠问题的电台直播节目中，我同一个嗜睡的女性一块儿接受了采访。几个小时后我回到办公室，接到一家出版商的电话，问我睡眠问题会对女性造成什么影响。普通公众并不了解女性也会患有许多男性不会出现的睡眠问题，而且由于女性在社会中扮演着不同的角色，睡眠问题对女性的影响与男性不同。

之前，我为医生编写过几本关于睡眠的书，后来又专门为女性写过几本书。而在这本新书中，我主要探讨了睡眠问题对整个家庭和社会的影响。

虽然睡眠问题很常见，并且在过去几年中社会对睡眠问题的关注度越来越高，但仍然有非常多尚未确诊的人在遭受睡眠问题的影响。

美国国家睡眠基金会估计，美国有高达 4700 万成年人可能因为睡眠不足而面临受伤、健康和行为问题的风险。美国国家卫生研究院估算，美国每年有 5000 万～ 7000 万人患上与睡眠问题相关的疾病，包括失眠和睡眠呼吸暂停。

20 世纪 70 年代中期，我报告了北美最早发生睡眠呼吸暂停的病例，我当时觉得这是一种罕见病。但在接下来的 20 年中，睡眠呼吸暂停与哮喘一样越发普遍，并且影响了全球数百万人。病情虽不是新的，但是患有这类疾病的人被误诊了，治疗也出了岔子。

另外，在此前，人们一直认为睡眠呼吸暂停和其他睡眠呼吸问题只发生在超重男性身上，超重是引起他们打鼾的主因。这个问题很罕见，且不会发生在女性身上。在 1993 年以前，临床上很少发现女性患上睡眠呼吸暂停。但现在的研究发现，至少有 2% 的成年女性患有睡眠呼吸暂停。

其实患睡眠呼吸暂停的男性多年来一直未得到正确诊断，更不用说患有睡眠呼吸暂停的女性了，她们一直被误诊，并经常被视为患有其他疾病，如抑郁症。

我们必须更多地关注睡眠问题，因为它可能导致痛苦，甚至死亡。由于患者的睡眠问题不能得到诊断，治疗常常被耽误。

例如，发作性睡病的人平均要忍受 15 年的折磨才能得到确诊。而这种不可治愈的状况会造成严重后果。一个不能保持清醒的人怎么能照顾孩子或者关注自己的事业呢？曾经有位开车的患者在撞车后"睡着"了，而她两岁的女儿当场死亡，之后才被转介给我。

另外，睡眠呼吸暂停也与心脏病有关。患有睡眠呼吸暂停的人会反复停止呼吸，这会降低血氧水平，引起高血压和心血管系统压力，可能导致心脏病或中风，还有可能导致老年人的认知能力迅速下降。大多数人不了解某些睡眠问题可能会致命，因此睡眠问题患者得到正确的诊断和适当的治疗至关重要。

在过去的 40 年中，我治疗了 40000 多名有睡眠问题的患者，并目睹了长期被误诊和缺乏治疗的灾难性后果。

　　我写这本书的目的是提高人们对睡眠问题的认识。睡眠问题可能发生在人生的任何阶段。这本书为读者提供了识别和理解睡眠问题的工具，并帮助读者找到治疗方法。我的目标是教育和提醒读者，要保持清醒和警觉，这样才能够尽情享受生活。

测一测：

你对睡眠的了解有多少？

1. **睡觉时，做梦出现在哪个睡眠阶段（单选）：**

    A. 快速眼动睡眠

    B. 非快速眼动睡眠

    C. 觉醒阶段

    D. 整个睡眠阶段

2. **失眠是现代人比较常见的睡眠问题，下列哪种做法有助于缓解失眠症状（单选）：**

    A. 日常减少锻炼或不锻炼，避免刺激脑神经

    B. 多在床上躺着，有助于促进良好的睡眠模式的建立

    C. 如果在床上躺 20 分钟还睡不着，可以下床做一些放松活动

    D. 睡前洗个热水澡或喝杯热咖啡，帮助放松

3. **一位身高 1.65 米、体重 75 千克的 29 岁白领女性，过往 5 年在白天都嗜睡。你认为可能的原因是（多选）：**

    A. 体重超重

    B. 月经周期的影响

    C. 睡眠习惯不良

    D. 工作压力大

4. **从北京飞往莫斯科，为了让身体按照当地时间运作，下面哪种做法是科学的（多选）：**

    A. 起飞前将时间设置为目的地的时间

    B. 在飞机上尽可能多睡

    C. 到达目的地后尽快晒晒太阳

    D. 起飞前尽早服用安眠药

扫码下载"湛庐阅读"APP，
搜索"睡个好觉"，获取答案。

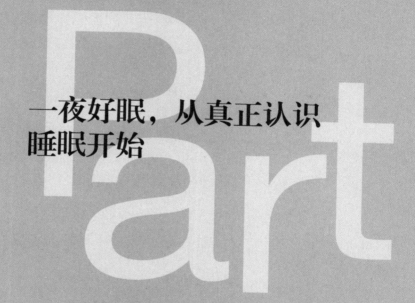

PART 1

一夜好眠，从真正认识
睡眠开始

THE MYSTERY
OF SLEEP

第1章　我们为什么要睡觉

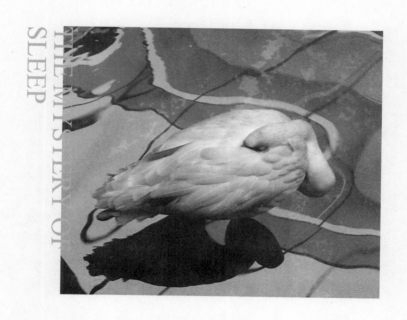

为什么所有的生命形态，植物、昆虫、海洋生物、两栖动物、鸟类和哺乳动物，都需要休息或睡眠？

　　你有没有经历过这样的场景：凌晨3点，你从噩梦中醒来，惊出一身冷汗，心脏怦怦直跳；你的思绪飞转，想着自己必须早起，送孩子上学，然后飞奔到公司开会……在这些纷杂思绪的缠绕下，你好不容易又勉强入睡，直到被闹钟叫醒。你有些烦躁，大声叫喊着催孩子出门；开会时，你无法集中精力，也听不进去别人的讲话，于是又猛灌下一杯咖啡。

　　开车行驶在高速公路上，你的上下眼皮一直打架。于是你打开车载音响，把一颗口香糖放进嘴里，开始边嚼口香糖边跟着音乐哼唱。之后你又打开车窗，拍打自己的脸，但似乎没有任何效果——你无法战胜自己的困意。

如果你曾经感受过强烈的困意，这并不奇怪，因为几乎所有人都有过这样的经历。据估计，由于白天犯困，美国企业每年大约会损失 180 亿美元的产值；全美 20% 的交通事故（约 120 万次）是由疲劳驾驶造成的，导致数千人死伤，以及数十亿美元的财产损失。

研究还表明，睡眠的多少与健康问题有非常大的关系。睡眠减少会导致肥胖。睡眠过多或过少的女性，患疾病的风险会大大地增加。

2003 年，一份针对 71000 名护士的研究结果表明，睡眠少于 5 小时的人比睡 8 小时的人，10 年以后患心脏病的风险会增加 45%；而睡眠达 9 ～ 11 小时的人，患病风险则会增加 38%。受睡眠问题影响的人，包括轻度失眠、睡眠呼吸暂停和嗜睡，估计有 5000 万 ～ 7000 万。

为什么我们的身体需要睡眠？睡眠不足会对我们的生活产生怎样的影响？我们如何才能识别睡眠不足的征象？……这本书就是来解决这些问题的。

　　睡眠医学是一门新的学科，睡眠医学专家还在学习和不断探索中。在这样一个全新的领域，关于睡眠的本质和睡眠的问题还有许多未解之谜。通过这本书，我想告诉读者如何识别睡眠问题，并找到解决这些问题的方法，使他们获得充足的睡眠。

什么是睡眠

　　所有物种都有活跃期与非活跃期，两者是周期性交替出现的，其中非活跃期指的是休息或睡眠的时间。任何生物所需的睡眠量和睡眠周期，是由遗传基因控制的，而人类控制睡眠的基因与果蝇部分相同！

　　尽管科学家们做了数以千计的睡眠实验研究，但是依然没有人能够准确地说出，为什么所有的生命形式都需要睡眠。我们知道，如果剥夺某只动物的睡眠，它很快就会死亡。对不同的物种来说，睡眠可能有着不同的意义。大多数动物醒着的时候寻找食物，然后找到安全的地方睡觉，躲避天敌。处于食物链顶端的动物，例如狮子，似乎无论何时何地想睡就睡。

　　人类为什么要睡觉，目前的解释包括：清除脑细胞所产生的废弃物质，保存能量，恢复重要的身体机能和修复受损的组织等。举例来说，某些激素主要是在睡眠期间由身体分泌的。科学家们已确定，如果一个人没有得到充足的睡眠，大脑就不能正常工作，他会觉得糟透了，甚至可能会无法完成复杂的任务。没有人愿意让一个睡眠不足的飞行员驾驶飞机，横跨大洋。而医学界也认为，那些被剥夺睡眠的医生会给患者和自己的健康造成极大的危害。

　　因此，我们可以得出结论，睡眠对我们来说至关重要。另外，不同类型的睡眠能满足人们不同的需求。例如，科学家推断，慢波睡眠能让我们在清醒后精神抖擞，而快速眼动（rapid eye movement，简称 REM）睡眠关系到我们的神经系统里存储记忆的能力。适量的睡眠不仅有益于身体的正常运作，也能让我们感觉良好。实际上睡眠就像莎士比亚戏剧中的麦克白所描述的那样，是人生盛宴上的主要营养。

自古以来，科学家、哲学家、艺术家和作家都曾经为睡眠和梦境所着迷。直到 19 世纪，许多人还认为，睡眠是死亡的一种形式。罗伯特·麦克尼什（Robert Macnish）在《睡眠的哲学》（Philosophy of Sleep）中写道："睡眠是清醒和死亡之间的中间状态。清醒是动物躯体和智力功能的活跃状态，而死亡则是停止状态。"

1875 年，一位名叫理查德·卡顿（Richard Caton）的英国医生在动物的大脑中测量到了微弱的电流活动；但直到 20 世纪，科学家才发现，睡眠过程中人类大脑同样处于活跃状态。

1928 年，德国一名叫汉斯·伯杰（Hans Berger）的医生使用置于头皮上的电极，成功地记录到人在睡眠状态下的脑电活动。这是第一次记录到脑电图。不久，人们发明的技术就测量出了人在睡眠时大脑发出的百万分之一伏特的电流。

1953 年，芝加哥大学的纳撒尼尔·克莱特曼（Nathaniel Kleitman）和他的学生尤金·阿斯里因斯基（Eugene Aserinsky），使用脑电图测量睡眠中婴儿的脑电活动，同时测量他们的眼球运动，第一次描述了快速眼动睡眠。

后来科学家们意识到，所有哺乳动物都存在 3 种意识状态：清醒、非快速眼动（non-rapid eye movement，简称 NREM）睡眠和快速眼动睡眠。

人们很快发现，快速眼动睡眠是睡眠者最有可能体验到生动梦境的阶段。后来，科学家们认识到存在多种睡眠阶段。1968 年，在一次国际睡眠会议上，科学家们展示了睡眠时脑电活动的更多、更详细的照片。通过脑电波和其他测量方法，他们把非快速眼动睡眠分成了 4 个阶段。通常情况下，一个睡眠者从第一阶段到第四阶段，脑电波会逐步变得越来越缓慢，这是因为睡眠变得越深，脑电波变化的幅度会越来越大。目前，第三阶段和第四阶段一起被视为慢波睡眠或深睡眠。

不可思议的是，正常的睡眠过程中，我们还要经历短暂的清醒，每次持续时间只有几秒钟。它们在我们出生之后就有了，健康人每小时可能经历 5 次清醒，但他们自己并不知道。科学家们认为，清醒代表着一种自觉反应或自我保护反应。例如，如果婴儿呼吸道被被褥等堵塞的话，他们就会清醒，换一下睡姿，这样他们的呼吸才可以重新变得畅通。那些在睡眠时呼吸停止的成年人，也必须清醒，之后才能再次开始呼吸。本书中描述的一些患者，醒来的次数往往比健康人要多 10 倍。多次的清醒导致睡眠者在各个睡眠阶段的睡眠时间减少，并且使他们失去了大脑和身体所需的持续性高质量睡眠，结果往往是白天嗜睡，无法进行正常的日常活动。

尽管科学家已经发现了大量关于快速眼动睡眠的事实，但是仍旧有很多东西需要探索。正如图 1-1 所示，快速眼动睡眠期间的大脑活动类似于清醒状态，而且，此时脑细胞消耗了大量的能量，这也表明大脑处于活跃状态。因此一些科学家推断，快速眼动睡眠可能在人们的学习过程中起着重要的作用。大脑在学习过程中构建新网络，不论对我们学习新知识，还是巩固所学的知识，都有可能会带来极大的好处。

有趣的是，虽然大脑在快速眼动睡眠期间保持活跃，但除了必要的呼吸肌、隔膜和胃肠道顶部和底部部分括约肌正常"工作"外，身体几乎所有的肌肉都处于松弛状态。

与此同时，脑桥（大脑中控制呼吸的一个重要部分）中的细胞变得活跃并产生电子"风暴"。当电脉冲通过中枢神经系统，到达某部分控制眼球运动的大脑区域时，人会表现出这种睡眠状态的快速眼动特征。当这些电脉冲通过控制呼吸和心血管系统的神经系统时，可以导致呼吸模式、心率、节律和血压出现异常。

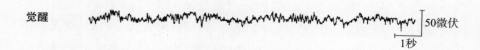

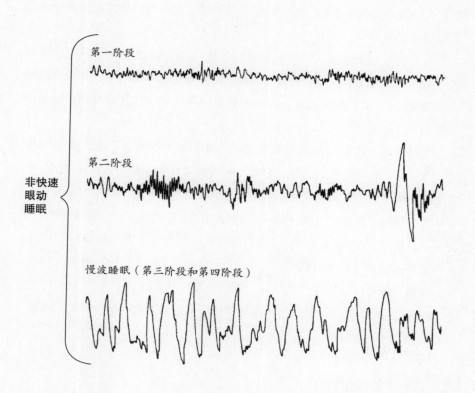

图 1-1　不同的睡眠阶段

也许快速眼动睡眠最令人着迷的一个特征是，人在这个状态时会产生特别生动的梦境。通常人们每天晚上会做 3 ～ 5 个完整的梦。尽管从澳大利亚土著人时代到公元前 7 世纪亚述王亚述巴尼拔（Ashurbanipal），再到弗洛伊德，有为数不少的学者和思想者都解释过梦境，但我们对梦的起源或功能的了解仍然很少。

在大约公元 400 年，一个名叫马克罗比乌斯（Macrobius）的罗马人写了一篇论文，描绘了 5 种不同类型的梦：需要解释的神秘的梦（如弗洛伊德后来研究的）、预言成真的梦、权威人物引导人的梦、噩梦及与幽灵接触的噩梦。

我们知道，所有的动物显然都会经历快速眼动睡眠，但它们都在做梦吗？当一只小狗在睡眠的时候，挣扎、吼叫或者好像在跑，它在做梦吗？新生儿有一半的睡眠时间是快速眼动睡眠，他们在做梦吗？

每次男性在做梦的时候，都会有勃起；女性做梦的时候，阴道中的血管会充血。然而，睡觉前的性幻想或者说春梦，似乎并不会导致这样的现象。这些应该是做梦状态下的反应。

有些人做梦时身体会产生反应，肌肉并非完全松弛。

迄今为止我们也不知道，为什么有些遭受创伤的人会在梦中反复"回放"当时的创伤情境而惊醒。

我们需要多少睡眠

我们要睡多久？什么时候该睡觉？随着年龄的增长，我们需要多少深睡眠及需要多少时间做梦？ 7 ～ 9 小时的睡眠足以满足绝大多数成年人，但是对于 9 岁左右的孩子是不够的。表 1-1 显示了不同年龄阶段所需的睡眠时间。然而在每个年龄段，每个人的睡眠量也不尽相同。

表 1-1	不同年龄阶段所需睡眠时间（小时）	
年龄	24 小时内的睡眠时间	小睡的时间
从出生到 2 个月	10.5 ～ 18	5 ～ 10
2 ～ 12 个月	14 ～ 15	2.5 ～ 5
12 ～ 18 个月	13 ～ 15	2 ～ 3
18 个月 ～ 3 岁	12 ～ 14	1.5 ～ 2.5
3 ～ 5 岁	11 ～ 13	0 ～ 2.5
5 ～ 12 岁	9 ～ 11	0
13 ～ 20 岁	8 ～ 10	0
20 岁以上	7 ～ 9	0

注：新生儿可能在任何时间睡觉。5 岁以后，小睡过多可能意味着睡眠有问题。

　　每个人每晚所需要的睡眠量与第二天能否保持清醒和警觉有关。通常它会随着年龄的增长而下降。新生儿的大部分时间都在睡觉，他们不会遵循一种睡眠模式，最初几个月，可能一天 24 小时内随时睡觉。很快，主要的睡眠时间开始集中在晚上。新生儿会打瞌睡，到了上学阶段，大部分孩子将不再打瞌睡了。

　　快速眼动睡眠的量也会随着年龄的增长而降低。新生儿有大约一半的睡眠时间是快速眼动睡眠，而成年人的快速眼动睡眠时间占睡眠总时间的20% ～ 25%。慢波睡眠在儿童睡眠期间占比要高得多，因为这是人体分泌生长激素的主要时期。大多数人的慢波睡眠会随着年龄增加而减少，有的老人甚至没有慢波睡眠。

　　另外，很少有人能真正睡饱。生活和工作都在蚕食我们的睡眠。当下，青少年每天晚上会少睡两个多小时。美国人平均每晚睡眠时间少于 7 小时。

　　青少年往往容易养成不良的睡眠习惯，比如晚睡晚起。上学时，他们晚上可能需要几个小时才能入睡，所以无法睡足 8 ～ 10 小时，以保证白天精力充沛。父母可能会发现孩子不愿起床或下床慢吞吞，而孩子在学校的前几个小时，似乎在发呆，或可能睡着了，因此很可能会表现不佳。到了周末，他们通常一觉睡到中午或更晚。但是一到下午和晚上，他们就满血复活了，像获得了新生一样。

　　老年人，特别是退休后，可能会再次开始在白天小睡。对于白天小睡是否会降低老年人的夜间睡眠，现在还不完全清楚。许多老年人睡不好不只是因为年龄，还要考虑医疗条件、药物、疼痛、环境敏感性，或睡眠模式的改变等。2003 年公布的一项关于老年人睡眠的调查显示，没有健康问题的老年人的睡眠时间在同年龄组中表现正常。

大脑如何控制我们的睡眠

　　研究已经发现了控制人们睡眠和清醒的化学物质、脑细胞以及相应的路径。许多大脑结构都参与其中。图 1-2 是人体大脑的内部结构，从图中可看出控制睡眠和清醒的区域。颜色较深的区域代表参与睡眠的大脑结构，颜色较浅的区域代表参与清醒状态的大脑结构。但是要了解启动睡眠和停止睡眠是如何进行的，我们需要先了解两个概念：唤醒表和生物钟。

唤醒表

　　汽车燃油表是用来提示驾驶员什么时候需要加油的，而唤醒表则是提示人们何时该睡觉的。

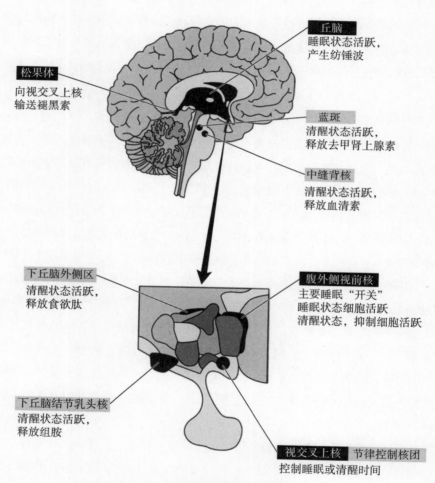

图 1-2 控制睡眠和清醒的脑功能区

　　成人一旦醒了大约 14 小时后，就开始变得昏昏欲睡，想睡的感觉会在约两小时之后变得强烈，在接下来的 4 小时之后会更强烈，很难保持清醒。大脑中的唤醒表会检测一种叫腺苷的化学物质，这种物质负责体内能量的转移。脑活跃时间和消耗能量的时间越长，腺苷的浓度越大。腺苷的主要作用是促进睡眠和抑制清醒。咖啡因会抵消腺苷的作用，所以它能让人保持清醒。

生物钟

　　大脑除了影响身体的睡眠量，也控制人们的睡眠时间。身体怎么知道何时该入睡，何时又该醒来呢？大脑的视交叉上核中的细胞具有时钟意识并能监测睡眠和清醒的周期。松果体会产生褪黑素。当黄昏来临，天开始变黑，身体内褪黑素开始分泌。视交叉上核细胞不仅控制每个人的入睡或清醒的时间，也控制体内许多其他系统的功能。事实上，身体内的大部分系统在 24 小时中都有不一样的运行模式。随着多种激素分泌，血压、心率也会随之变化。

　　这种天然的、内在的节奏被称为昼夜节律，英文叫作 "circadian rhythm"，"circadian" 来自 "circa"（大约）和 "diem"（天）两个词的变形组合。昼夜节律的变化影响着身体许多系统，使这些系统能够更加顺应身体的需求。事实表明，距离大脑较远的组织（如肝脏和肾），都有跟大脑中的主时钟同步的生物钟。这样，人类就不会在夜间突然感觉到饿，或者想要去厕所。跨时区出差的人都有过生物钟被打乱或感觉不同步的情况，因为他们身体的生物钟与所在地区不同步。

　　多年来，科学家们一直想弄清楚大脑是如何知道当下具体的时间的。它如何知道早晨醒来的时间是对的？假设地球每 30 小时旋转一周，那我们的生物钟该调整成什么样子？哈佛大学、匹兹堡大学和其他学术中心进行的研究表明，光可以重置生物钟。对人类和其他动物来说，清晨暴露在阳光下对同步生物钟很重要。光线进入眼睛，照射到视网膜，刺激特化细胞。视觉信息从这些细胞开始，沿着神经传到视交叉上核。视交叉上核是控制昼夜节律的细胞的所在之处。这些细胞位于视交叉上方，视觉信息从神经系统的一边传到另一边，然后到达大脑中处理视觉的部分。视交叉上核利用来自视网膜的信息，"告诉"大脑现在是清晨。这反过来也同步了视交叉上核细胞。如果人的眼睛和视交叉上核之间出现问题，可能会出现生物钟同步困难，结果往往导致更严重的睡眠问题。不过，如果失明者是视觉皮层出了问题，他们的生物钟系统可能正常。

　　昼夜节律系统似乎不仅仅存在于较高级的生命形态，植物也有。从动物、昆虫、水母、细菌到植物，在黄昏时候，它们都会产生褪黑素的现象。瑞士科学家让 – 雅克·德奥图斯·德马兰（Jean-Jacques d'Ortous de Mairan），首次演示了昼夜节律现象。他在充足的阳光下，展示了含羞草的叶子在一定的时间总是展开的。当他把含羞草放进一个盒子里，没有任何光线，叶子依然在同一时间展开。这说明含羞草这种植物有自己的"时间"。

　　地球上的生命形态已经存在超过 10 亿年。大约距今 2 亿年前哺乳动物开始出现。约在 6500 万年前恐龙消失了。人类的祖先最早出现在距今约 700 万年前，而人类只有 20 万年的历史。人类进化为昼夜模式：白天有丰富的活动，晚上睡觉。而许多动物则是夜行动物：昼伏夜出，白天睡觉，晚上出来觅食。人类的睡眠习惯并没有太大变化，直到大约 150 年前，爱迪生发明了电灯，人类进入电器时代，人造光出现。居住在洞穴中的史前人类大概比现代普通成人多睡约两小时。但人们并没有一整夜都在睡觉。

　　在爱迪生发明电灯之前，很多人每晚有两个睡眠周期。第一个睡眠周期开始于日落之后大约两小时，并将持续 3 ～ 4 小时。第二睡眠周期在此之后 1 ～ 3 小时开始，持续 4 个多小时。两个睡眠周期中间，人们可能会祈祷、阅读或进行性行为。之所以有"半夜"这个词，它指的就是这两个周期之间的时间。在过去的 150 年里，人的睡眠模式和睡眠时间发生了非常明显的变化。人们睡眠时间减少，不只在黄昏和黎明之间的时间睡觉。

关于我们的祖先有一个有趣的记录：虽然大多数人是躺在平坦的表面上睡觉，但在很多地区和时期，坐着睡觉很普遍。我们可以在挪威城市卑尔根的古建筑群看到。

生物学有很多与时间有关的节律，但并不是所有问题都有答案。一些生物节律可以用秒来测量（例如呼吸和心跳），而另一些则使用更大的时间单位。虽然我们最了解的是大脑中生物钟控制的生理节律周期，但四季变化对哺乳动物性行为活跃度、怀孕，以及出生，都发挥着重要的作用。其中，最神秘的就是女性的月经周期，我会在后面的章节中详述。

如何知道自己有没有睡好

不管你的生物节律或生物钟怎样运作，睡姿如何，你应该能够意识到什么样的睡眠模式是健康的。经过良好的夜间睡眠后，你应该感到很清醒，或者睡醒后很快就能够清醒，并保持一天的良好状态；情绪总体上很好，并且觉得不需要小睡。良好的睡眠包括适当充足的睡眠时间（与年龄相适应）和良好的睡眠质量（不间断，各个睡眠阶段都合理）。

当你醒来的时候，如果感觉像没有睡一样，那样的睡眠可不好。如果你觉得非喝上一杯咖啡才可以正常工作，在开车的时候小睡，或在看电影、开会时烦躁不安，无法保持清醒，或读书的时候昏昏欲睡，等等，这些迹象表明你可能睡眠不足。

如果你在早晨起床后依然很困，整天感到疲倦，在你不想睡觉的时候睡着了，或小睡，在清醒的时候暴躁且喜怒无常，这些都表明你可能有睡眠问题。需要注意的是，无聊并不是导致困倦的原因，它只是昏昏欲睡的人想小睡的借口。

　　我在后面的章节中讨论的一些其他症状，如果你有的话，可能表明你有健康问题，比如醒来时候胃灼热、胸痛、呼吸急促，或者不正常的心动过速或过缓；醒来感觉头痛或者经常需要半夜去卫生间，也可能提示你有健康问题。如果醒来时大汗淋漓或无法正常活动，或在睡觉时乱动（甚至伤及自己或他人），或者伴侣告知你睡觉时呼吸停止……那你需要进行身体检查了。

　　睡眠不足 5 小时或超过 10 小时，你也应该去看医生了。研究一再表明，每晚睡眠过多（每晚超过 10 小时）或过少（每晚少于 5 小时），比睡眠时间正常的人死亡率更高。然而，问题的关键不是睡眠时间长短。这种不正常的睡眠量远非一种睡眠表象或睡眠问题，它可能引起或最终导致死亡。

　　值得一提的是，如果你整天不能保持清醒和警觉，白天犯困，或者有任何刚才我描述的症状，你可能有睡眠问题。这可能会影响到你、你的家人，乃至整个社会。

我们各不相同，但都需要良好的睡眠

　　说了这么多，当然不能排除一些特殊的人，有些人每晚可以睡 10 多个小时，而另一些人可能睡不到 4 小时。但是群体性数据并不适用于个体。

　　睡眠的重要性、控制方式和复杂性是我们最近才开始了解的。良好的睡眠能使人感到精力充沛，办事效率高。睡眠不好或睡眠不足只会让人感到疲惫和效率低下，甚至有可能给自己和他人带来危险。女性比男性更容易有睡眠问题。这不仅仅是因为某些睡眠问题多见于女性，也与家庭责任、月经、怀孕、更年期等有关系。

　　通常，家庭主事者有双重职责。他们经常既要在外面工作，又要照顾家人，往往早晨最早起床，晚上最后一个睡觉。他们每天都要忙于整理家务、归整物品、买菜做饭、室内清洁。这些人既要在情感上关注配偶和子女的需求，又要面对家庭问题和困难等。如果他们的睡眠出现问题，他们自己及整个家庭都会受到影响。他们可能会行为古怪、易怒和暴躁。

为了很好地应对这种家庭角色，良好的睡眠必不可少。这样人们才有足够的精力开启全新的一天，完成必要的事情。想拥有健康的生活方式，良好的睡眠与健康饮食和适当的运动同样重要。但出现睡眠问题时，并不是每个人都能够意识到。

第 2 章　生命不同阶段的
　　　　　睡眠需求

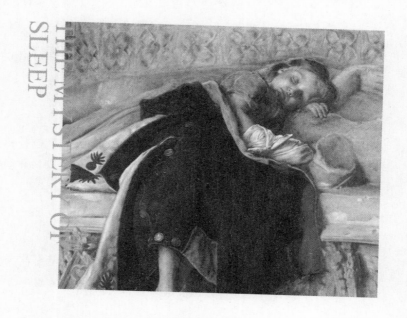

为什么人类在不同的人生阶段有不同的睡眠需求？睡眠
剥夺对一个人来说危害相当大，会使人在学校和工作中
的表现变糟，甚至破坏家庭。

案例

昏昏欲睡的孩子

某天早晨 8 点，一个大约 17 岁，身材枯瘦的孩子无精打采地坐在我的候诊室里。他穿着一件帽衫，戴着太阳镜，手揣在衣兜里，戴着耳机，呼呼大睡。一位打扮入时，但看起来非常焦虑的女士坐在他旁边。我猜她应该是孩子的妈妈。她告诉了我关于他的情况。这个孩子曾经是一名优等生，但是读高中后学习成绩落后了。他的老师们都觉得他患有注意缺陷多动障碍，或者一种让他白天经常在教室大睡的病症。她解释道，每天早晨叫他起来非常困难，两遍闹钟也"叫"不醒他。

孩子的母亲一直在叙述，孩子醒来后则一直坐在那里玩手机。当她讲完之后，我开始问孩子是否打鼾，睡觉时是否会做很生动形象的梦，醒来时四肢有没有发麻等一系列问题，因为这有助于我梳理出他潜在的不同疾病。然而他始终不耐烦地回答："没有。"接着我又问他是否觉得自己有睡眠问题，他说没有。他妈妈生气地看着他。

我让他脱掉帽衫，摘下太阳镜，以便我做检查。当我看到他 T 恤上的高中足球队徽章和眼睛下面明显的眼袋时，我知道了答案；在他描述每天的日程之后，我更加证实了自己的想法。

儿童的睡眠需求

从出生开始，每个孩子都有各自不同的睡眠需求和模式。睡眠模式会随着时间而改变，且改变的方式也各不相同。如果一对夫妻的第一个孩子是个超级能睡的"特困生"，这并不意味着未来他们其他的孩子也贪睡。尽管存在个体差异，但相同年龄的孩子有着相近的睡眠需求和模式。父母如果能够理解孩子的睡眠需求，并且能够认识到孩子的睡眠模式，就能够及时发现问题，并第一时间寻求帮助。

2015 年，美国国家睡眠基金会发布的一份报告，列出了从新生儿期到老年期 9 个不同年龄阶段的睡眠时间（图 2-1）。

0～1 岁

在人生最初几个月，睡眠模式有非常显著的变化。起初，父母和孩子都无法整夜安睡，并且父母的睡眠会被严重剥夺。对所有人来说，这可能是一个艰难的阶段。同时，一小部分妈妈可能会经历产后抑郁。这是非常严重的，通常需要治疗。对大多数父母来说，等孩子开始集中在晚上睡眠时，他们才稍微轻松些。

在一天 24 小时里，新生儿会经历很多的睡眠周期。大多数会持续 0.5～3 小时。新生儿由于无法分辨白天还是黑夜，所以他们在晚上也会多次醒来。大概 6 周左右，新生儿夜晚的睡眠周期会变得越来越长，越来越多的规律睡眠模式开始出现。新生儿平均会睡 14.5 小时左右，正常的范围是 10～18 小时。新生儿 50% 左右的睡眠时间是快速眼动睡眠。在这个时期，他们会经历抽搐、咕哝，男宝宝也有可能出现勃起，这些都是正常的现象。

如果父母想帮助孩子获得更好的睡眠，就必须学会孩子们的语言——他们怎样示意自己"困了"。比如孩子的某些哭闹、喊叫以及揉眼睛，可能代表他们困了。看到这些的示意后，父母们应该意识到孩子累了，应该把他们抱到床上。刚出生的婴儿也许还需要摇晃着入睡，但是两个月以上的婴儿，大多数都需要学会如何自己入睡。2～12 个月大的婴儿夜晚睡眠周期会变得越来越长。这期间，4～6 个月大的婴儿可能会在晚上醒来，但是他们会自己继续睡，不需要父母的干预。另外，两个月左右的婴儿会在 24 小时的时间里小睡 2～4 次。1 岁以上的大多数孩子每天小睡两次。

这个年纪的孩子在准备好睡觉的时候，应该仰卧在床上。父母不要在每次孩子打哈欠的时候把他们放在床上，因为不是每一个哈欠都代表他们想睡觉。

父母应该学会知道什么时候孩子是真正的困了，一定要遵循这样的时间规律，这样就不用等孩子真正出现困意的时候才把他们放到床上。当孩子躺在床上的时候，父母不要时刻都想看看孩子是否醒来，因为孩子需要自己进入熟睡状态。如果孩子总是被摇晃着入睡，或者父母用其他方式帮助入睡，在没有帮助入睡的情况下，他们可能无法很快入睡。这时，孩子就会哭闹，他们知道这样做父母就会来摇床。父母同时也会想，"如果我不去，孩子就睡不着，我也睡不了，还是去吧。"这样一来，父母和孩子会陷入恶性循环之中。其实，这段时间是让孩子学会自己入睡的最佳时期。父母应该帮助他们完成这个目标。

如果 1 岁以下的孩子的睡眠时间低于 10 小时或超过 18 小时，清醒时异常困倦或反应迟钝，或者在睡眠时发出很响的鼾声，或者出现呼吸困难或阻塞，有可能是睡眠呼吸暂停。在如此小的年纪出现这样的问题，可能是多种原因引起的，比如扁桃体肿大，或呼吸道不畅等。如果父母觉得孩子有异常，应该尽快带他们去看医生。如果孩子面色惨白或者发青，这是血氧饱和度低的一种表现，要立即送医院就医。

1 ～ 3 岁

1 岁左右，孩子依然会小睡，但是大部分睡眠都在晚上。小睡通常也比较规律。他们一天通常睡眠 11 ～ 14 小时。3 岁左右，他们小睡的时间减少。而这个时期也是孩子养成良好睡眠习惯的重要阶段。

4 ～ 13 岁

5 岁左右，孩子基本上就不需要小睡了。4 ～ 13 岁的孩子，每天通常比成年人需要多睡 2 ～ 3 小时。尽管对一个成年人来说，7 ～ 8 小时的睡眠已经足够了，但对孩子来说是不够的。所有的父母和教育工作者必须要理解，孩子从出生到青春期，需要比正常成年人更长的睡眠时间（见图 2-1）。

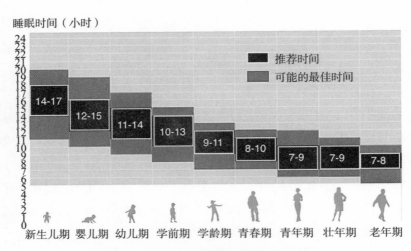

图 2-1　不同年龄阶段整晚所需睡眠时间

　　青春期以前，孩子可能会发生许多睡眠问题，比如梦游和尿床等，对孩子来说这些是非常值得注意的问题。梦游在孩子以及成人中都比较普遍，并且会由于睡眠剥夺而加重。梦游可能会在孩子刚学会走路时就出现，通常会随着孩子年龄的增大而变少，甚至消失。如果孩子梦游时没有出现下楼梯或者离开房间等危险行为，通常不用治疗。同样，尿床对 5 ～ 10 岁的孩子来说也是一个问题，父母们应该咨询儿科医生。

青春期孩子的睡眠需求

　　处于青春期的孩子习惯晚睡晚起。上床睡觉以前，很多人跟朋友在打电话、玩游戏、上网或者沉迷于聊天，这些活动都会刺激大脑，增加入睡难度。不同年龄阶段的人入睡前玩手机的比例见图 2-2。电子设备屏幕发出的光还会抑制褪黑素的分泌。

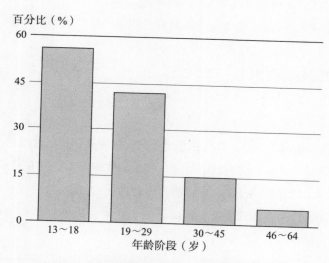

图 2-2　不同年龄阶段的人睡前玩手机的比例

　　另外，如果孩子一天的时间安排不当而导致他们在课堂上睡觉或者表现不良，那么父母就应该介入，并且保证孩子稍微晚点醒，在睡觉之前不要进行剧烈的活动，同时减少或限制咖啡因的摄入。父母如果无法让孩子远离电子产品屏幕的干扰，可以采取一些措施，比如更改电子产品屏幕的颜色，减少蓝光，因为蓝光的波长最具破坏性。

　　对于某些孩子的睡眠剥夺症状，父母需要特别注意。除了生活方式导致的睡眠不足外，青少年也许会发现自己的生物钟发生了改变。他们跟成年人的睡眠时间不再一致，这也会带来问题。当他们的生物钟推迟得更晚，上床时间也会更晚，那么相应的起床上学的时间也会变得更晚，同时在周末也会睡得更晚、更多，以弥补睡眠。

如果孩子在睡眠充足的情况下，白天依然极其困倦，或者在本不该睡觉的时间睡着了，都有可能是明显的睡眠问题，比如发作性睡眠、睡眠呼吸暂停等。父母应该尽快咨询医生。缺铁的青少年会出现严重的失眠和白天犯困。

成年人的睡眠需求

18 ～ 25 岁

这个阶段的成年人，尤其是在校大学生，是被剥夺睡眠时间的主要人群。他们通常需要 7 ～ 9 小时的睡眠时间。但他们往往因为生活方式和节奏（社交、聚会、学习等）而晚睡，或者因为生物钟运行较晚，且要很早起床去上课，通宵达旦地完成作业或准备考试。在大学课堂里，尤其是上百人的教室里，许多人经常"点头"和打哈欠。

学生们要了解睡眠的重要性，并坚持健康的睡眠习惯，这样可以极大地改善生活方式以及提高做事、学习的效率。人生的成功或许就是依靠这些年养成的好习惯建立起来的。

26 ～ 64 岁

这个阶段的成年人需要的睡眠更少。但是他们平均每天晚上依然需要 7 ～ 9 小时的睡眠时间。通常，成年人需要的睡眠量与其生活方式有极大的相关性，包括家庭、社交、工作，交通、非传统的工作，以及夜晚的社交活动，都会影响到睡眠时间。睡眠的质量和睡眠的时长，也会受某些疾病所影响，比如睡眠呼吸暂停，通常会在 40 ～ 50 岁出现。

老年人的睡眠需求

处于 65 岁及以上年龄阶段的人，女性的平均寿命比男性更长。2013 年美国人口普查报告结果显示，65 岁的人口中，56.2% 是女性，而男性只占 43.8%；超过 85 岁的人口中，女性占 66.2%，男性只占 33.8%。

通常，按照年龄分组来衡量睡眠标准也许会误导大家。当我还在医学院上学的时候，男性的平均寿命是 69 岁，而女性是 74 岁。很少有人能够活到 80 岁、90 岁甚至 100 岁。今天，发达国家的人比以往任何时候都更长寿，有着更健康的生活。所以，我们不得不重新思考和定义"老年人"这个词。

更重要的是，我们需要认识到老化因人而异。对所有人来说，人体的器官老化也因人而异。跟大脑相比，骨骼和肌肉老化得更快一些。很多人在 90 岁时还上网炒股票，每天阅读很多文章和报纸，但爬楼梯或者外出散步却存在困难。对其他的一些人来说，智力水平在 60 岁左右开始下降，然而他们的身体依然很健壮；而另一些人由于患了糖尿病等疾病，老化加速。

健康的老年人有着正常的睡眠模式。他们入睡很快，整晚都在睡眠而不起夜，并且在第二天也能大部分时间保持清醒和精力充沛。2003 年的一项关于睡眠的调查发现，许多老年人睡得比年轻人更长久，而且质量更好。身体越好的老年人睡眠也越好。像许多年轻人一样，老年人每晚需要睡 7～8 小时。当退休以后，他们下午通常会小睡一会儿。他们也许会晚上难以入睡，或者清晨更早醒来。我的很多患者抱怨醒得太早，他们问我，怎么样才能整夜安睡，直到想起床的时候再醒来。其实，如果他们在第二天能够保持清醒，并且没有任何不适感，早醒并不是问题。他们完全可以保持现在的睡眠模式，如果想增加夜晚的睡眠时间，可以试试省掉午睡。

睡眠的秘密
THE MYSTERY
OF SLEEP

许多现代医学的研究表明，小睡和长时间睡眠一样，可能会增加患心脏病和糖尿病的风险。事实上，如果白天特别容易犯困入睡，或者在本不应该犯困的时间和地点犯困，这对于一个人来说都是睡眠不正常的非常重要的线索。

在一些养老院，小睡通常非常常见。如果在白天访问养老院，你通常会见到很多坐在轮椅上的老人，他们在"点头"、打哈欠。他们通常花很长时间在睡觉。这可能是因为他们在白天没有办法享受到足够多的自然光，或者房间光线不足，导致生物钟停止运行。

其他不正常的睡眠模式，可能源于不同的身体状况，包括高血压、心脏病、糖尿病、癌症，或者抑郁症。患有多种疾病的人，睡眠质量更差。例如，患有4种以上疾病的人通常比健康人每天多抱怨5次。

除了老年人身上常见的一些疾病会导致睡眠问题外，许多用于治疗疾病的药物也会导致睡眠问题。跟年轻人相比，对某些药物的药效和不良反应，老年人或许更敏感。不论是健康行业的从业者还是病患，都应该了解这些药物的不良反应。

在生命中的不同阶段，我们需要不同的睡眠量，并且遵循着不同的睡眠模式。婴儿大部分的时间都在睡觉，但是父母可以帮他们规划日程，并且减少自己的睡眠损失；十几岁的青少年需要早起去上学，所以必须要比父母更早入睡；老年人或许会小睡。在任何年纪，如果没有得到足够的睡眠，就可能会出现各式各样的问题。因此，我们需要知道不同年龄阶段所需的睡眠量。有些时候，父母们尤其应该学会掌握孩子如何能够得到更健康的睡眠的方法，这样孩子才能精神百倍地过好每一天。

本章开篇提到的那个孩子，他之所以一直昏昏欲睡，不是因为病了，而是没有睡够。他每天的日程被安排得满满的，每晚只有6小时的睡眠，这对于他这个年龄的人来说太少了，而他的妈妈也没有意识到。

要点总结

1. 7 ～ 9 小时的睡眠足以满足绝大多数成年人，但是对于 9 岁左右的孩子是不够的。

2. 良好的睡眠包括适当充足的睡眠时间（与年龄相适应）和良好的睡眠质量（不间断，各个睡眠阶段都合理）。

3. 新生儿平均会睡 14.5 小时左右，正常的范围是 10 ～ 18 小时。

4. 学生们要了解睡眠的重要性，并坚持健康的睡眠习惯，这样就可以极大地改善生活方式以及提高做事、学习的效率。

5. 很多老人经常抱怨醒得太早，其实如果他们在第二天能够保持清醒，并且没有任何不适感，早醒并不是问题。

6. 在生命中的不同阶段，我们需要不同的睡眠量，并且遵循着不同的睡眠模式。

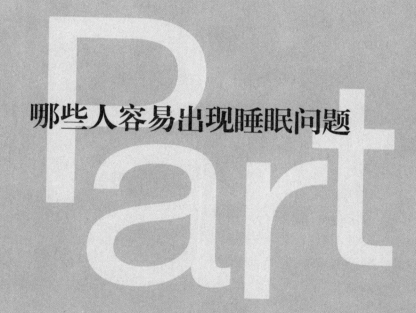

PART 2

哪些人容易出现睡眠问题

Part

THE MYSTERY
OF SLEEP

第3章　育龄女性：
三分之二的女性的睡眠问题
与月经周期有关

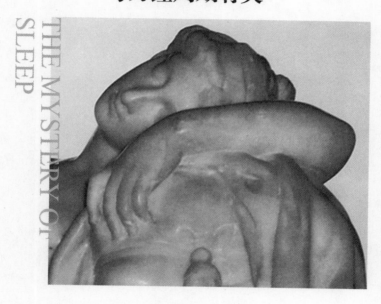

激素水平在育龄女性中每个月高低起伏的变化，影响着
包括控制睡眠的神经系统在内的许多系统。

月经不调的女士

　　一位 29 岁的年轻女性，在经历了 5 年严重的白天嗜睡之后，已经无法做任何工作，因为她没法保持清醒。她找到我寻求治疗，说自己已经看不到任何希望了。几个月以来，她每天早晨醒来都会头痛。伴随着白天嗜睡，这已经严重影响到了她的生活质量。事实上，她从 10 岁起就开始打鼾，并且鼾声异常响亮。朋友把她推荐到我的诊所来寻求治疗，希望解决她的打鼾和睡眠问题。

　　我对她做了测试，她身高 1.65 米，体重却接近 75 千克，属于严重超重。更令人感到惊奇的是，她全身毛发比普通人多很多，这在医学上被称为多毛症。当我问到她的月经周期时，她说自己的月经周期非常不规律，已经好几个月没有来月经了。她问我，月经周期和睡眠模式有关吗？对她而言，这是一切问题的根源。

女性正常的月经周期

对大多数女性来说，12 岁左右开始出现生理周期，且是非常有规律的，跟月相的周期一样，大约每28 天一个周期。2009 年的一项研究发现，基因在控制女性生理周期的起始年龄上，扮演着非常重要的角色。某些基因控制着身体的昼夜节律，反过来也受生理周期的影响，同时还受激素水平的影响。是什么影响着每个月经周期的开始，一直都是个谜。2015 年研究报告显示，控制人体昼夜节律的基因变化，会导致月经周期不规律。

2007 年，美国国家睡眠基金会针对 1000 多位女性的一项调查问卷显示，美国 60% 的女性每周只有三四个晚上能睡好觉，67% 的人经常遇到睡眠问题，43% 的人说白天嗜睡会影响她们的活动。睡眠问题已经影响到她们生活的方方面面，比如早晨上班迟到、白天无法高效率地工作、压力太大或者性疲劳，以及不愿意社交。睡眠问题已经成为各个年龄阶段的女性的困扰，并且变得越来越严重，同时还影响到孕激素水平。月经周期是女性生命中最基本的生理节奏，但数百万女性因为经期症状而失眠不安。

孕激素或性激素影响着包括大脑在内的许多器官。性激素水平和种类的异常，可能是导致严重健康问题和睡眠问题的根本原因。例如在青春期、生理期的前几天、孩子刚出生后、更年期前后，这些激素水平的改变，会使女性更容易出现与抑郁症相关的症状。另外，抑郁症与睡眠有直接的关系，睡得不好的人更容易出现抑郁症。

通常，月经周期需要调动身体内至少4种不同组织的激素和相关活动，包括中枢神经系统中的下丘脑和垂体，以及卵巢和子宫。月经周期由3个不同的阶段组成。

> **卵泡期：**卵泡中的一个休眠卵细胞发育，同时子宫内膜开始准备为受精卵提供营养。
>
> **排卵期：**大多数女性出现在月经周期的第14天。在每个月经周期的中期，卵细胞被释放，并进入输卵管。
>
> **黄体期：**子宫内膜变厚，准备受精；如果不发生受精，子宫内膜就会脱落，导致月经出血，然后反复循环。

每位女性都熟悉自己的月经周期的节律，但不一定都意识到这三个阶段如何影响睡眠质量和睡眠时间。简单来说，激素水平在育龄女性中每个月高低起伏的变化，影响着包括控制睡眠的神经系统在内的许多系统。通常月经周期中可能会出现睡眠问题。然而，在与激素变化相关的三种情况下，很可能会出现更严重的睡眠问题，如经前期综合征、经前期烦躁障碍和多囊卵巢综合征。

女性的睡眠模式与月经周期的关系

　　尽管研究发现，月经期间的女性在白天的困意有细微的变化，但对大多数月经周期规律的女性来说，睡眠一般没有问题。2016 年发布的一项研究报告显示，在排卵期和月经刚刚结束时，激素水平变化迅速，睡眠可能会被干扰，女性可能会出现失眠。一些月经周期规律的女性可能注意不到睡眠模式的变化，或者会感到轻微的犯困。而那些生理周期不规律的女性可能面临比失眠更大的困扰。

　　女性通常在卵泡早期睡眠最多。在排卵期前几天，体内的雌激素水平增高，同时快速眼动睡眠轻微增加。到了排卵期，睡眠最少，这可能是大脑激素水平增高，导致排卵引起的。

　　在黄体期，雌激素的增加导致体温升高。在开始出血的前几个晚上，雌激素和黄体酮的水平开始下降，夜间短暂醒来的次数增加。女性会自我感觉睡眠良好。到了黄体后期，许多时候女性会觉得自己的入睡时间变长，同时睡眠变少，睡眠质量比月经周期开始时差。

　　一些正常女性在月经期间可能会出现非常严重的失能性嗜睡，出现这种情况时，建议在医生的指导下适当服药，以有效预防困倦。

　　有些女性在月经前和月经期间，在睡眠过程中都会出现严重的抽筋，继而清醒。许多女性在这个阶段发现自己难以入睡，睡着后快速眼动睡眠比平时少，体温略有升高，所以会比平时更贪睡一点。

　　服用控制月经周期的避孕药的女性，与使用其他类型避孕药的女性的睡眠模式不同。因为这种药物的作用主要是阻止排卵，所以服用这类避孕药的女性可能不会感受到与排卵相关的睡眠影响。她们可能仍然有月经相关的症状，但可能会发现症状不像使用避孕药前那么严重。

与经前期综合征、经前期烦躁障碍相关的睡眠问题

患有经前期综合征的女性在月经来临前会表现出各种症状，如睡眠问题、易怒、情绪变化、肿胀。2012 年的一项研究显示，约 76% 的经前期综合征女性入睡困难。

大多数有经前期综合征的女性在月经出血前几天（黄体后期）会出现一些症状。通常这些症状在出血开始时结束，也可能会延迟两三天。

科学家们一直无法找到导致经前期综合征的单一症结，因为女性在月经后，体内许多激素和化学物质会发生变化，而每个患有经前期综合征的人几乎有各自不同的症状。由于症状差距很大，诊断经前期综合征前，医生应该考虑有类似症状的其他疾病的可能，如甲状腺功能亢进，而绝经过渡期的女性可能会出现诸如失眠、潮热和心率加速等症状。疲劳可能是甲状腺功能减退引起的。有专家认为，在少数女性中，甲状腺功能异常可能导致经前期综合征；而在另一些女性中，与经前期综合征相关的睡眠问题和情绪波动实际上可能是抑郁症的症状。

我们可以把经前期综合征的症状分为两大类：影响神经系统的症状和影响身体其他部位的症状。影响神经系统的症状包括睡眠问题（可能很严重）、情绪波动、烦躁、愤怒、头痛、记忆力减退、震颤等，影响身体其他部位的症状包括乳房肿痛、体液潴留、肌肉疼痛、恶心和呕吐。多数患有经前期综合征的女性一般只有少量的症状，然而可能她们大多数都存在睡眠问题，并且白天会犯困。

诊断经前期综合征，首先，症状应该连续几个月经周期中都有出现；其次，症状应严重到足以干扰女性的精神状态和日常生活。因为症状几乎影响身体所有器官、系统，范围惊人，所以对经前期综合征的诊断仍然有困难。到目前为止，我们还没有可以确认这种诊断的标准测试。很多女性有可能会

花很多年，看很多医生，才会得到确诊。

由于患有经前期综合征的女性表现出很多不同的症状，病因至今也尚不明确，所以治疗并非只针对综合征，而是针对特定症状进行治疗，并期望月经开始后症状自己消失。

以下是常见的 3 种有助于缓解经前期综合征及有益睡眠的治疗方法：

① 缓解疼痛等特殊症状；

② 改善激素水平；

③ 情绪障碍发生之前的预防措施。

如果女性出现乳房肿痛或严重痉挛等，医生可能会建议她使用具有抗前列腺素特征的非处方止痛药（也称非甾体抗炎药物）。在选择药物之前请咨询有资质的药剂师。对于肿痛和体液潴留，医生可以开温和的利尿剂。只有当症状严重时，才需每天服药。

一些能够改变情绪和激素水平的药物有明显的效果，但同时也可能伴随着严重的不良反应。女性需要在医师的指导下服用。

长期服用这些药物对经前期综合征的影响尚不清楚，因此患者应与医生讨论药物的疗效与不良反应。请记住，一旦月经开始，症状通常会消失，所以最好的办法可能是什么都不做。如果女性计划不久后怀孕，尤其如此。如果服用这些药物时怀孕了，女性应该立即咨询医生。

药物不是解决经前期综合征引起的失眠的唯一方法。注意到入睡时间比平时长或者晚上经常醒的女性，首先，应该减少咖啡因的摄入量，至少午餐后不应再喝咖啡或茶。其次，虽然很多人认为酒精会帮助入睡，但也可能导致晚上起夜，干扰睡眠，有经前期综合征的女性应该避免在晚上饮酒。在月经周期中，反复经历入睡困难的女性经常有心里预警，在月经前睡不好。这时，可以学习一些让自己放松的方法，减少因睡不好的恐惧造成的压力。如果睡眠问题非常严重，对经前期综合征治疗无效，那么睡眠问题可能与经前期综合征无关。在这种情况下，女性应该考虑其他类型的问题，尽快向妇科医生寻求帮助。

如果影响神经系统的经前期症状非常严重，出现了抑郁症状（绝望、严重的悲伤或自杀念头）、焦虑、情绪波动幅度大、无法抑制的愤怒或易怒、严重的睡眠问题等，女性可能患有经前期烦躁障碍。有经前期烦躁障碍的女性可能会伴有严重的失眠，并且极难入睡和保持睡眠状态。她们可能在清晨醒来，不能再次入睡。一些双相情感障碍患者可能会被误诊为经前期烦躁障碍。对患者在月经前经历严重问题恶化的情况，医生在诊断时应仔细评估。多达 75% 的经前期烦躁障碍女性注意到，通过抗抑郁治疗其症状会有所改善。2016 年，日本的研究报告显示，多食用鱼类让有经前期烦躁障碍的运动员的成绩提升了！

多囊卵巢综合征引起的睡眠问题

身体内大多数能够产生激素的组织，也可以产生其他相关的化学激素。多数患有多囊卵巢综合征的女性，卵巢会分泌过多的雄激素。2015 年的研究报告表明，女性常见的多囊卵巢综合征有 4 种。第一种：排卵异常和卵巢囊肿，雄激素分泌多；第二种：雄激素分泌过多，伴有排卵异常，但没有卵巢囊肿；第三种：雄激素分泌过多伴有卵巢囊肿，但排卵正常；第四种：卵巢囊肿和排卵异常发生，但雄激素水平没有增加。

多囊卵巢综合征最常见的症状是毛发过多、体重过重、月经周期紊乱或怀孕困难。例如，患有多囊卵巢综合征的女性面部可能多毛发，或在青春期出现痤疮，在二三十岁时甚至可能会秃顶。多囊卵巢综合征患者月经周期经常紊乱，甚至完全停止，还会对胰岛素产生抵抗。这可能导致约 10% 的女性患糖尿病、血脂异常，并且增加患心血管病及心脏病的风险。由于体重超重、身材较壮硕，她们更有可能发展成阻塞性睡眠呼吸暂停。

2014 年的一项研究显示，66% 患有多囊卵巢综合征的女性表现出睡眠呼吸问题，她们会打鼾，在睡眠中停止呼吸，白天嗜睡，而这些女性也更容易患代谢性疾病和非酒精性脂肪肝。

怀疑有这种情况的女性，应该尽早找医生诊断，尤其是计划怀孕的女性。减肥可以非常有效地帮助调整激素的变化，也可能有助于缓解睡眠呼吸问题。二甲双胍是一种常用于治疗糖尿病的药物，可导致身体产生更多的胰岛素。这可以改善多囊卵巢综合征的症状，并且可以使月经周期恢复正常。对于一些女性来说，二甲双胍可以导致体重减轻，从而导致雄激素减少，并且提高身体对胰岛素的反应能力，这对控制糖尿病非常重要。有时，即使体重减轻不那么明显也可以改善月经周期，且有助孕的效果或有助于缓解睡眠呼吸暂停。如果患者无法减轻体重，持续气道正压通气治疗是一种有效的治疗方法。

最近的研究表明，呼吸暂停本身可能会降低胰岛素的有效性。因此，治疗多囊卵巢综合征患者的睡眠呼吸暂停可能会改善糖尿病症状。

约三分之二的女性经历过某种与月经有关的睡眠问题。虽然医学已经学会更好地理解和帮助女性解决这些问题，但女性自己应该意识到经期会导致睡眠问题，而且经前期综合征可能会让睡眠问题加重。目前，这些睡眠问题一旦被发现，就可以得到治疗。

第4章 孕期女性：
严重失眠的"重灾"人群

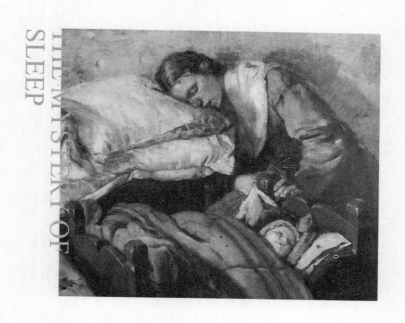

许多女性在孕期和产后都有睡眠问题。她们可能严重失眠，通常由诸如不宁腿综合征（restless legs syndrome，又叫不安腿综合征）、先兆子痫和睡眠呼吸暂停等疾病引起。

案例

疲惫的新妈妈

一位 29 岁的女性在生完第一胎的 3 个月后，来找我问诊，她整个人看起来疲惫不堪。虽然大多数新妈妈可能会因为照顾孩子而疲惫不堪，但这位新妈妈的睡眠严重不足，乃至影响了她的生活质量和对孩子的照顾。尽管每天喝 6 ～ 8 杯咖啡，但她在看电视、读书时或聊天中，甚至在开车时都会睡着。

其实，她的睡眠问题早在孕期就已出现，但由于未能及时治疗，她的生活和孩子不知不觉地处于危险之中。她的孩子足月出生时，体重不足，只有 2.5 千克，而且她曾经流产过两次。当我详细了解她的经历后，我发现了更多细节。她在怀孕前体重已经超过标准体重 10 多千克，并且持续大约 10 年有白天嗜睡的问题，怀孕后嗜睡问题变得更加严重。怀孕 6 个月时，她向医生诉说了这个问题，她已经无法控制自己的昏昏欲睡，即使不想睡觉也会经常入睡。另外，自从怀孕开始，她的打鼾问题也变得更加严重，而她的丈夫至少在 5 年前就发现她在睡着之后有呼吸停止的现象。医生告诉她这可能是睡眠呼吸暂停，但还是建议她不要在孕期进行任何检查或治疗，并解释说等到孩子出生后再治疗会安全得多。像许多医生一样，这名医生不了解女性睡眠问题的严重后果。

孕期和产后的睡眠失调

对准妈妈来说，睡眠问题是怀孕的一部分。2014年的一项研究表明，孕妇长期睡眠不足可能导致孩子出生后易出现心血管病和肾脏疾病。1998 年，美国国家睡眠基金会发起的针对女性与睡眠问题的调查发现，大约 80% 的女性在怀孕期间比其他时候更容易受到睡眠问题的困扰。这些女性中，大多数觉得自己经常需要小便是主要原因。其他原因包括：疲倦、骨盆压力、失眠、腰痛、烦躁不安、腿抽筋和噩梦。慢性睡眠问题症状，如不宁腿综合征或睡眠呼吸暂停，也可能在这个时期出现，或者变得更严重。在怀孕的 3 个不同阶段，这些症状也有所不同。

孕早期

刚开始怀孕时，有些女性会感觉很奇妙，而有些女性会觉得很糟糕。有些女性的睡眠仍然正常，而也有女性在怀孕后开始出现睡眠问题，她们发现自己白天变得更加疲倦。一位在 29 岁初为人母的女性说："无论白天还是晚上，只要能短暂休息我就休息，这是我应对嗜睡的唯一方法。我每天晚上大概起床上厕所六七次，或者喝水，或者干脆睡不着。在整个怀孕期间，我每睡一小时，就会清醒一次。"这种睡眠困难可能是由于孕激素水平升高对大脑产生影响而导致的。怀孕的前 12 周常见的孕吐也会导致孕妇因恶心而清醒。恶心和呕吐可能很严重，并成为非常严重的健康风险，这种情况现在被称为"妊娠期恶心和呕吐"。

孕中期

在孕中期，由于子宫增大而带来的睡眠问题、体重增加以及身体负荷增加，许多女性会变得疲劳或疲倦。有些女性可能会发现，虽然她们很累，也想多睡一会儿，但怎么都睡不着，大半夜都在辗转反侧，试图找到一个舒适的睡姿。有一种极端的睡眠问题，被称为不宁腿综合征——由于腿上令人不快的刺痛感而产生无法控制的移动欲望。有些女性会出现其他的问题，在夜间无法入睡，如腿抽筋或背痛。

在孕中期，女性也可能在晚上开始出现胃灼热症状，这种症状可能会持续到孕期结束。它是因为胃中酸性物质反流入食管引起的。导致胃酸反流的一个原因是，子宫增大引起的额外的胃压力。食管底部有一些肌肉，通常会阻止酸从胃中反流。但这些肌肉的功能在孕期可能变得不正常。在睡前两三个小时吃零食，尤其是辛辣的食物，可能会导致或加剧这种状况。

孕晚期

在这个时期，各种各样的问题会扰乱睡眠。有些女性会出现鼻塞，这可能会导致她们打鼾或出现睡眠呼吸暂停的症状。有些女性的不宁腿综合征明显恶化。还有一些女性，如果她们以某种姿势躺着，或者伴随严重的背痛影响了睡眠，她们会出现呼吸困难。当快接近分娩时，她们的呼吸可能变得更加困难，因为子宫扩大到横隔膜（主要控制呼吸肌肉）的位置。继而，因为胎儿运动引起的不适感会导致全身的不安，她们入睡变得越来越困难。孕妇在孕期的大多数时间里都无法安然入睡，是很常见的。我看到有些女性在分娩前 24 小时甚至完全无法入睡。有些女性也开始表现出"筑巢行为"，曾有一名孕妇在女儿出生前一晚，第一次使用缝纫机缝了一块窗帘，却也是她最后一次使用缝纫机！有些科学家认为，女性在怀孕期间睡眠质量会变差，可能是身体在为即将在晚上花大量时间照顾新生儿做准备。

多胎妊娠

睡眠问题对多胎妊娠的女性来说更为严重。由于怀多胎的孕妇的子宫显著增大，因此其不适感可能会更强烈。大多数怀有一个以上胎儿的孕妇只能侧卧。她们不能仰卧，俯卧往往会导致呼吸困难。发育中的胎儿的营养需求使孕妇更容易发生缺铁或维生素缺乏。怀多胎的孕妇往往需要提早去医院或卧床休息，以防止过早分娩。

产后

分娩后，孕妇体内的孕激素水平会急剧下降，与此同时，其他激素水平也开始上升，以便她能够进行母乳喂养。胎儿出生后，如果新妈妈或胎儿没有任何并发症，那么新妈妈的睡眠可以很快恢复正常。然而"正常"是一个相对的定义，因为她还要在夜间频繁地哺乳。在分娩过程中，孕妇可能会出现失血过多的情况。此外，有些女性在孕期会缺铁，因为胎儿会从她身上吸收铁。缺铁合并出血可导致贫血，这可能会导致严重的日间疲劳，特别是当新妈妈因为夜间喂食或婴儿哭闹而被吵醒的话，会因睡眠不足而受到影响。如果是剖宫产，孕妇也可能经历巨大的疼痛和不适，也可能导致睡眠不好。

妊娠期间睡眠问题的治疗

失眠

除了常见的睡眠呼吸暂停和不宁腿综合征这两种睡眠问题外，不适感、疼痛以及对体内胎儿发育的各种感觉，也可能导致孕妇失眠。这其实是很危险的，因为睡眠不足可能会增加流产的概率，因此，对于孕妇来说保证充足的睡眠很重要。我在后面的章节为失眠患者提供了建议，但其中的一些建议还需要针对孕妇做一些修改。

在怀孕前使用药物缓解失眠问题的孕妇要警惕。我不推荐孕妇使用安眠药、酒精、非处方药和中草药来解决夜晚的失眠问题。科学家们并不知道这些药物或其他补品可能会给胎儿带来何种长期风险。其实是有其他选择的，其中就包括行为调节。它可以为那些深受失眠折磨的孕妇提供急需的帮助，并有助于缓解失眠。

白天小睡一会儿非常有效。而且，重点就是"小睡"，如果时间过长可能会影响夜间睡眠。小睡的最佳时间是在午后不久，且时间应该控制在20～40分钟。夜晚有胃灼热问题的女性应避免摄入辛辣食物、酸性果汁和酒精。另外，也不应该吃大餐，而且在睡觉前的两三个小时内不应吃东西。甚至连小睡也应该在吃完饭半小时后再进行。如果胃灼热严重，女性可能会在睡觉时想要改变睡姿，靠在几个枕头上，或者躺在躺椅上。如果胃灼热严重干扰了睡眠，就应该向医生咨询，通常医生会开一些抗胃酸咀嚼钙片，有补钙的额外效果。脱脂牛奶可以暂时缓解失眠，但应避免全脂牛奶，因为会导致更多的胃酸产生。孕妇应注意不要通过喝太多的牛奶来缓解胃灼热，因为牛奶的热量会使体重增加，进而导致睡眠呼吸暂停。

也许孕妇对抗失眠的最有效的方法是找到最舒适的睡姿。大多数孕妇必须训练自己在睡眠时能够适应和孕前完全不同的睡姿。例如，那些习惯俯卧的女性不能再这样做了，而习惯仰卧的女性则可能会觉得呼吸困难。平躺可能会让子宫压在主动脉上，这会减少流向胎儿的血液量。对于许多孕妇来说，侧卧是最舒适的体位；而且这样可以通过缓解主动脉压力来增加流向胎儿的血液量。不习惯侧卧的孕妇，可以将枕头放在两膝之间，这样能提高舒适度。

遗憾的是，除了分娩之外，与孕期相关的失眠，并没有彻底的治疗办法。

不宁腿综合征

不宁腿综合征经常发生在怀孕期间。许多患有不宁腿综合征的女性回忆说，她们第一次发病就是在怀孕期间。睡觉时，患有不宁腿综合征的女性会无法抑制动腿的冲动，移动或行走会缓解这种冲动。对于一些患者来说，不宁腿综合征是遗传的。在怀孕期间，患有不宁腿综合征的女性更容易烦躁和不安。

2001 年，加州大学发表了一项关于女性在怀孕期间发生不宁腿综合征的可能性研究。参与研究的女性在孕前都没有这种症状，然而分娩后，23%的女性受到了不宁腿综合征的困扰。她们还产生了失眠和情绪低落的问题。那些出现不宁腿综合征的女性，在孕前便有缺铁或叶酸缺乏的问题，而这两种化学物质的缺失都会引发不宁腿综合征。缺铁的女性更应该接受治疗。根据常识及 2015 年的一项研究报告，孕期出现不宁腿综合征的女性应该接受铁元素水平检测，医生可能会开具含有叶酸的多维维生素制剂。孕妇需要保持叶酸水平的另外一个原因是，服用叶酸的母亲生出有神经畸形孩子的可能性会大大降低。

对于孕妇来说，不宁腿综合征可能会让她们感到很痛苦。她们的腿可能会不安定，不仅在夜间，白天同样存在。2015 年发表的一篇综述认为，在怀孕或哺乳期间，对于不宁腿综合征，没有一种既安全又有效的药物治疗方案。可以考虑的缓解方法有轻中度的运动，而走路对大多数孕妇通常会有所帮助。另外，还可以进行按摩、气压治疗、铁元素治疗和瑜伽，如果有睡眠呼吸暂停，也要治疗。

对于大多数孕妇来说，不宁腿综合征会随着分娩而消失，然而对于其他一些女性而言，怀孕带来的症状可能会无限地持续下去。因此，寻求医生的帮助很重要。

打鼾

大约三分之一的孕妇会打鼾。通常，女性比男性较少打鼾，她们首次打鼾是怀孕的时候。2015 年的一项研究报告指出，打鼾或在睡眠呼吸暂停问卷上得高分的孕妇，更容易出现高血压，并需要接受剖宫产。一些研究显示，打鼾与先兆子痫之间存在明显的联系，有先兆子痫的孕妇在怀孕期间可能出现高血压。先兆子痫会导致肾脏受损，进而导致大量的蛋白质从尿液中流失。有研究发现，打鼾的孕妇发生先兆子痫的可能性是不打鼾的孕妇的两倍，而患有先兆子痫的孕妇，胎儿不足重的可能性也是正常孕妇的两倍。大约 7%的孕妇会受此疾病的影响，先兆子痫通常出现在开始怀孕 20 周后。女性不太容易出现一些明显的症状，因为高血压和肾脏问题在未经检测的情况下很难被发现，尽管孕妇在孕早期可能会出现头痛、脚踝肿痛或脸部水肿。

如果女性在怀孕期间开始打鼾，特别是如果还伴有头痛和脚踝肿痛的话，应该检查血压和尿液。每 20 名先兆子痫的女性中约有 1 人会出现癫痫、严重的高血压或其他问题。更严重的情况叫作子痫。这两种疾病通常在分娩后不久就自愈了。患有先兆子痫或子痫的女性需要立即就医。

睡眠呼吸暂停

有些女性在怀孕前就有睡眠呼吸暂停，怀孕期间病情变得更糟。另外一些女性在怀孕期间才出现睡眠呼吸暂停。用问卷筛查睡眠呼吸暂停，在孕中期和孕晚期可能有用。这些症状与没有怀孕的女性的睡眠呼吸暂停类似：打鼾、睡眠过程中呼吸间断以及严重的日间嗜睡。现在已经发现，怀孕期间出现的一些健康状况与孕妇的睡眠呼吸暂停相关，包括高血压和妊娠糖尿病。

2010 年和 2013 年的研究表明，当一名孕妇有睡眠呼吸暂停症状时，她患妊娠高血压、先兆子痫和妊娠糖尿病的风险更大，或者更可能需要进行剖宫产。2016 年的研究显示，患有睡眠呼吸暂停的孕妇出现过早分娩状况的风险较高，且婴儿可能不太活跃或在重症监护病房度过的时间更长。一些患有睡眠呼吸暂停的孕妇，婴儿的胎龄可能较大，因此更容易发生低血糖，而另一些婴儿出生时胎龄可能小于平均水平，在成年期更可能出现代谢紊乱，甚至可能患心血管疾病。

还有人提出，患有睡眠呼吸暂停的孕妇更容易发生流产。睡眠呼吸暂停的危险在于，孕妇的血氧浓度会下降到非常低的水平。由于婴儿依靠孕妇供氧，因此，患有睡眠呼吸暂停的孕妇必须尽早接受治疗。一般的治疗方法是采用持续正压通气治疗，这种治疗是在鼻子上戴一个面罩，并将面罩通过软管连接到增加呼吸道压力的机器上。很多采取侧卧睡姿的孕妇可以使用这种方法。

睡眠呼吸暂停对胎儿造成的危害，不仅表现在孕期，还会表现在胎儿出生后新妈妈承担更多责任时。治疗睡眠呼吸暂停可以确保孕妇在夜晚得到良好的睡眠，保持白天更长久的清醒和警觉状态，以此应付胎儿的需求。满足胎儿的需要对于任何准妈妈来说都不是一件容易的事情，对于患有睡眠呼吸暂停的准妈妈来说，更困难。

产后睡眠问题的治疗

睡眠剥夺

孕期出现的睡眠困难，在婴儿出生后往往演变成睡眠剥夺。孕妇在产后约有 20% 的可能性会出现睡眠呼吸暂停。照顾婴儿会让新妈妈没有自己的时间。对于母乳喂养的新妈妈来说，其中一个重要任务就是晚上醒来喂婴儿。婴儿常常睡在父母的卧室或床上，这可能会打扰新妈妈的睡眠。当婴儿小睡的时候，新妈妈也应该小睡一会儿。

情绪变化和抑郁症

虽然新妈妈在分娩后通常会很快乐，但是，一些女性可能出现从暂时的忧郁到临床抑郁症发作的各种情绪变化。失眠是抑郁症的常见症状。这些异常的情绪通常是由黄体酮水平降低引起的。分娩后，患有严重抑郁症的女性往往有先前的抑郁发作，而这些发作可能没有被诊断出来。产后抑郁症可能会造成破坏性后果。例如，患有抑郁症的母亲可能会自杀或伤害婴儿。有抑郁症状的新妈妈应该立即接受治疗。

女性需要更加意识到睡眠问题对健康的影响。虽然怀孕期间往往伴随喜悦和兴奋，但也可能会严重影响睡眠。大多数女性在怀孕期间都存在中度到重度的睡眠问题。

大多数的睡眠问题出现在怀孕后，并且在婴儿出生后会有所改善。然而，女性生育年龄的结束并不表示潜在的睡眠问题也随之结束。更年期开始后，女性经常发现自己正在经历睡眠问题。在生育期，波动的性激素水平往往是睡眠问题的原因；在绝经期，性激素缺乏又变成导致睡眠问题的原因。

第5章　更年期人群：
性激素减少引起多种睡眠问题

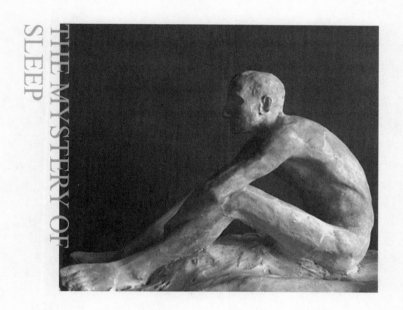

当性激素水平下降时，不仅影响月经期和怀孕期间女性的睡眠，同时也会影响更年期女性的睡眠。它可以导致潮热、盗汗，以及睡眠呼吸暂停等症状。另外，对于正在用药物减少睾酮来治疗某些癌症的男性以及治疗乳腺癌的女性来说，激素水平的变化也能导致类似的症状。

案例

失眠盗汗患者

我曾接诊过一名烦躁、瘦弱、焦虑的 51 岁女士。她一直在抱怨自己难以入睡，并且睡着了以后难以保持持续的睡眠。大多数晚上，她在床上辗转反侧，试图找到最舒服的睡姿，不知不觉就会睡着，但令人沮丧的是，她无法一直睡到天亮。她发现自己经常醒来，浑身大汗，头发和枕头都被浸湿了。有时醒来，她的心脏怦怦直跳，把她吓坏了。由于夜间睡眠经常中断，导致她白天筋疲力尽。睡眠问题影响了她生活的各个方面。

她不确定自己的失眠到底是何原因，无论在家里还是在工作中，她没有发现特别的问题，与情绪也没太大关系。

医生曾建议她服用安眠药，但她不喜欢吃药，而是想找其他方式来治疗睡眠问题。她越来越担心自己的失眠，体重降低得很明显。她的忧虑进一步又加剧了失眠症状。通常只有少数人才会出现这种状况。

更年期可能出现的身体状况

更年期的女性月经周期停止，身体不再产生雌激素，是所有女性都要经历的一段过渡时期。更年期通常不会突然到来。相反，月经周期变得不规律或者时间间隔更长。女性在月经的不同时期的出血量可能会有所不同。但大多数医生的共识是，如果女性超过一年没有来月经，那么就到了更年期了。更年期不是一种疾病，它是一种正常的生理状态。

绝经发生的年龄因人而异。有些女性可能在 40 岁出头就开始了，而另一些女性则要到 50 岁才开始。切除卵巢的女性可能会提前开始进入更年期，而接受乳腺癌治疗的女性比其他女性出现更年期症状的可能性要大得多。在服用诸如他莫昔芬或阻断雌激素产生的芳香化酶抑制剂等药物的女性中，更年期症状特别常见。

正如青春期女性卵巢开始产生雌激素时，器官、系统上会发生剧烈变化一样，当围绝经期和更年期间

雌激素突然减少时，女性也会出现各种各样的反应。更年期最令人困扰的 5
种症状：潮热、阴道干涩、盗汗、睡眠中断和体重增加，这些症状也会影响
睡眠和生活伴侣的生活质量。这些症状都涉及睡眠问题，其中体重增加可能
导致睡眠呼吸暂停。当更年期突然到来时（例如手术切除卵巢后），症状可
能非常严重。也有一部分女性的绝经症状相对较少。

潮热

在绝经期间，女性身体的体温调节方式可能会改变，这往往会让她们感
到极度不适。潮热是更年期最令人感觉不适的症状之一，围绝经期和绝经期
的女性，有 80% ～ 90% 的人有过潮热症状。2003 年发表的一项研究显示，
吸烟或肥胖的女性比不吸烟的正常体重的女性发生严重潮热的概率高一倍。
当女性感到热潮时，她们会觉得自己的体温正在升高。事实上，体温只升高
了一点点，但这会"欺骗"调节体温的下丘脑。许多科学家认为，雌激素水
平降低，特别是下降迅速的情况下，垂体释放的某些激素会导致下丘脑响应，
让人感觉好像身体过热。反过来，这会激活身体用来清除过多热量的机制，
将血流重新导向皮肤并引发出汗。

身体用来消除多余热量的主要机制是血管扩张。血管扩张后，流向皮肤
的血液量增多。所以即使女性感觉很热，她们的身体实际上是在失热。这种
血流量的增加导致突然面红耳赤的感觉被称为潮热，许多医生使用"血管舒
缩症状"来描述潮热的特征。主要表现为身体一开始有热的感觉，脸部潮红，
然后可能蔓延到身体其他部位。对有些女性来说，潮热会从胸部开始，然后
向上移动。平均发作时间约 3 分钟，会造成身体极度不适。

通常女性会经历 1 ～ 7 年的潮热，有些女性甚至长达 10 年以上。2015
年的一项研究报告指出，潮热的平均持续时间因种族和民族而异：非裔美国

女性 10.1 年，西班牙裔女性 8.9 年，白人女性 6.5 年，华裔女性 5.4 年，日裔女性 4.8 年。许多经历过潮热的女性每天有超过 10 次的感觉，这可能会影响她们的家庭、工作和生活。

如果潮热发生在夜间，女性可能会出现盗汗，对自己甚至伴侣的睡眠产生不利影响。最新研究发现，快速眼动睡眠或做梦期间不会发生潮热。在非快速眼动睡眠期间，身体不再控制体温，体温调节失常是导致潮热的主要原因。

潮热结束时，女性经常会汗流浃背。大量的出汗可能会让她们感到烦恼，使她们感到不舒服。如果盗汗太严重，她们可能不得不换床单。更糟糕的是，潮热结束时，下丘脑会"意识"到身体过度冷却，于是"开启"升温的机制，使女性感到寒冷和湿冷。

其他症状

潮热可能是最为女性所知和最常见的更年期症状，但雌激素和黄体酮的减少可能会对更年期女性的身体造成其他影响。雌激素的产生减少时，阴道壁变薄，润滑液的产生也减少。由此造成的阴道干涩可能导致性生活困难。更年期对女性的另一个影响是导致身体剧烈的代谢变化，通常表现为体重增加。另外，更年期的女性发生睡眠呼吸暂停的风险会增加。

黄体酮被认为有助于防止睡眠呼吸暂停的发展。体重的增加和黄体酮的减少，会显著增加女性发生睡眠呼吸暂停的风险。而绝经期间雌激素的丧失使女性患心血管疾病、癌症（子宫癌、乳腺癌或卵巢癌）或发生骨折的风险大大增加。如果在 55 岁之后出现更年期，癌症风险似乎也会增加。

另一个经常被忽视的问题是，更年期期间，女性会受到自身生理变化与外部情绪事件的双重影响，由此许多女性可能会出现情绪失调。

与更年期有关的睡眠问题

绝经期或绝经后的女性比绝经前的女性更可能失眠。1998 年对美国女性睡眠进行的一项民意调查发现，44% 的绝经期女性和 28% 的绝经后的女性平均每周有 3 个晚上会出现潮热症状。严重的情况下，每月平均有 5 天会引发入睡困难或失眠。当然并不是所有人都有同样的潮热。2003 年的另一项研究报告显示，45 ～ 55 岁之间的女性发生盗汗的比例为：非裔美国女性 36%，西班牙裔女性 25%，白人女性 20%，华裔女性约 11%，日裔女性 9%。

2015 年的一项研究显示，绝经期和绝经后的女性可能会发生严重的失眠，夜间平均睡眠时间比没有睡眠问题的女性少 43.5 分钟。这些女性更容易出现潮热。在接近更年期时，约有 50% 的失眠女性每晚睡眠不足 6 小时。

但并非所有睡眠困难都是由潮热引起。绝经期或绝经后女性比绝经前女性夜间更有可能去厕所（43%∶34%）。20% 的绝经期或绝经后女性使用处方药物助眠，而绝经前的女性只有 8%。

由于吸烟和肥胖会增加女性发生严重潮热的可能性，所以吸烟或肥胖的女性在更年期应该尝试戒烟并减肥。绝经期或绝经后使用激素替代药物的女性发生潮热的概率很低。但是由于这种药物可能带来风险，因此许多女性首先试图"流汗"，而不是治疗潮热。潮热的症状通常会随着时间的推移而改善，发作频率会慢慢下降。有些女性会穿多层衣服，以便在出现热潮时能脱掉一些，其他人则尝试使用更舒适轻薄的床单和被子。有些女性发现，一旦开始潮热，喝杯冷水可以减轻严重程度，所以她们会在床头柜上放一大杯冷水。如果这些策略都没有用，或有其他症状，那么应该尽快咨询医生。

更年期睡眠问题的治疗

在 2015 年的一项研究中，超过 50% 的绝经期女性反映她们的医生没有认识到更年期的重要性或提供了不准确的信息，特别是激素治疗。女性对医疗咨询到底有什么期望呢？

绝经后的女性患心脏病、高血压、骨质疏松和癌症等疾病的风险会增加。寻求医疗帮助的女性应该期望医生帮她们测量血压，并建议或进行以下检查：巴氏涂片（宫颈癌筛查）、血脂检查（胆固醇和甘油三酯评估异常会增加心脏病风险）、乳房检查以及 X 光检查。根据各种风险因素，医生可能会加上骨密度检查，因为骨质疏松是绝经后的女性的常见问题。如果不清楚绝经是否已经开始，医生还可能要求检查血清卵泡刺激素和黄体生成素，这两种激素的水平在更年期发生时仍然升高。

医生应根据女性的个人病史和家族史讨论疾病风险，如患者及家属是否有癌症、中风、心血管疾病、腿部或肺部血块等病史。医生也可能要求进行甲状腺功能检查，因为甲状腺功能亢进会引起出汗和潮红。所有这些信息可以帮助患者决定如何应对绝经期症状。

激素替代疗法

直到 2002 年夏天，医学专家和公众还普遍认为，激素替代疗法可以有助于预防绝经后的女性常见的心血管疾病、骨质疏松和其他疾病。但是 2002 年 7 月，《美国医学会杂志》（ *The Journal of the American Medical Association* ）上发表的研究表明，激素替代疗法从整体上可能对健康没有益处，相反可能会产生更大的风险。研究显示，激素替代疗法使用者的乳腺癌、心脏病发作和脑卒中的比例有所增加（有统计学意义），但结肠癌和骨折发生率减少。作者的结论是，激素替代疗法并没有降低绝经后的女性的健康风险。事实上，尽管使用激素替代疗法的女性的死亡率没有差异，但心脏病发作的概率增加了。2003 年 5 月，该杂志上发表的另一篇报告发现，65 岁或以上绝经后的女性中，使用由雌激素和黄体酮组成的激素替代疗法增加了阿尔茨海默病的患病风险。

之后，2002 年的研究被重新评估。研究人员认为，这项研究并不适用于许多可能使用激素替代疗法的女性，因为研究对象比绝经期开始时大多数女性的年龄大 10 岁以上。我们仍然在期待一项明确的科学研究，以准确评估激素替代疗法的收益和风险。

对于因绝经而出现严重睡眠困难的女性来说，最好的策略是与医生讨论专门针对健康状况和症状的激素替代药物的优缺点。

不适合激素替代疗法的女性

有些女性使用激素治疗可能会使病情恶化，因此不应该使用激素替代疗法。例如，某些肿瘤的生长取决于雌激素，比如乳腺癌、子宫内膜癌和黑色素瘤等。腿部有血块，尤其是体内其他部位（如肺部）也有血块的女性，不应该使用激素替代疗法，因为激素会增加这些血块的危险。

有一种或多种疾病家族史的女性应与医生讨论是否该使用激素替代疗法，并尽可能多地提供有关血亲病历的详细信息。

选择一种睡眠问题进行治疗

在咨询了医生之后，自行研究并寻求治疗由盗汗和潮热引起的睡眠问题的女性，应该选择对自己最好的治疗方案。有人建议使用激素替代疗法 4 年，然后每年进行一次重新评估。女性必须认识到由雌激素缺乏引起的睡眠症状是否严重到非治不可的程度。尽管这样的治疗可以改善症状，但她们必须考虑到这可能会增加心血管疾病和乳腺癌的风险，还应该考虑到激素替代疗法可能降低胃肠癌风险和骨质疏松等相关问题的可能性。此外，女性还应该考虑到自己的家族史。

《美国医学会杂志》在 2016 年发表的一篇综述认为，没有有力的科学证据支持使用任何天然产品来进行更年期症状的长期治疗，且目前还没有关于使用这些产品的长期效果的研究。在获得更可靠的数据之前，女性必须与医生一起综合考虑这种治疗的风险和潜在的益处。

绝经后疾病导致的失眠

无论是否潮热，许多更年期女性都会出现失眠症状。原因可能与雌激素对中枢神经系统影响有关。另外，以下情况在老年人身上更容易出现，在绝经后女性中也频繁地发生：

① 情绪障碍；

② 睡眠呼吸暂停；

③ 运动障碍；

④ 包括关节炎等在内的症状；

⑤ 糖尿病；

⑥ 各种癌症。

对于患有一种或多种此类疾病的女性来说，更年期雌激素不足会使这种不适状况变得更加复杂。

最麻烦的问题也许是睡眠呼吸暂停。尽管多年来，医生认为女性睡眠呼吸暂停罕见，但实际上这种疾病非常普遍，影响到至少 2% 的成年女性。大多数女性是绝经后出现睡眠呼吸暂停的。有睡眠呼吸暂停症状的女性平均年龄约 50 岁。哈佛大学于 2003 年在《美国医学会杂志》上发表的研究成果表明，50 岁时，女性新发的睡眠呼吸暂停病例数量与男性大致相同。

绝经前，雌激素和黄体酮似乎可以保护女性免于心血管疾病，这些激素似乎也能保护女性免于睡眠呼吸暂停。月经周期产生的黄体酮会刺激呼吸系统，而雌激素可能是造成女性体内脂肪沉积的原因。绝经前，当女性变胖时，脂肪往往不会在颈部沉积，因此较少出现呼吸暂停的状况。

最近发现的一种由脂肪细胞产生的激素——瘦素，可能刺激肥胖人群的呼吸，并阻止其发展为睡眠呼吸暂停。这种激素也会抑制食欲。有些人可能会对这种激素的作用产生抵抗力，所以会增加体重并发展成睡眠呼吸暂停。

睡眠的秘密
THE MYSTERY OF SLEEP

作为特殊群体，睡眠呼吸暂停的女性年龄较大，身体质量指数（BMI）往往会超过男性患者。宾夕法尼亚州的一项研究表明，绝经后的女性出现睡眠呼吸暂停（2.7%）比绝经前的女性（不到 1%）更常见。同一研究组发现，几乎所有的绝经前以及绝经后接受激素替代疗法的女性都超重。进行激素替代疗法后绝经的女性呼吸暂停的发生率（0.5%）要低于绝经后再进行激素替代疗法的患者。因此，激素替代疗法似乎可以防止睡眠呼吸暂停的发生。其他研究人员发现，绝经后女性的呼吸暂停现象比较常见，其中 10% 的患者可能会受到影响。

对患有睡眠呼吸暂停症状的女性的评估方法与男性完全一样，并且接受相同的治疗。治疗的重点是持续正压通气、减肥、戒酒。那绝经后的女性是否应该接受激素治疗呢？在医学文献中有几篇可以被认为是试点研究或个案报告的文章，作者通常认为，绝经后的女性用激素（尤其是雌激素）治疗睡眠呼吸暂停，可能获益。然而，由于没有进行长期的研究，公布的结果并不支持使用激素替代疗法来治疗绝经后的睡眠呼吸暂停。因此，需要大规模的随机对照研究，来确定激素替代疗法是否起作用，以及剂量是否合理。

乳腺癌

乳腺癌（男性较少发生）是女性绝经前后的主要问题，乳腺癌的治疗可导致睡眠问题。由于乳腺癌的治疗可能会导致雌激素缺乏，正在接受或已经接受过乳腺癌治疗的女性可能产生比正常绝经期女性更严重的潮热。在某项研究中，接受乳腺癌治疗的女性中有三分之二的人发生了潮热，几乎所有的女性都失眠了，大约三分之一的女性出现了严重的抑郁症。

面对乳腺癌诊断的焦虑和治疗的压力，患者往往会产生很大的情绪困扰。手术、失去乳房和对女性自我形象造成的损害，以及使用可能导致急性更年期症状和脱发的药物，都可能导致失眠。化疗和放疗也会导致失眠和白天困倦。

乳腺癌患者不能使用含雌激素的药物来阻止潮热，因为当暴露于雌激素时，肿瘤细胞生长得更快。因此，这些药物可能会导致女性的预后恶化。许多女性尝试过豆制品，但这种治疗在乳腺癌中的有效性和安全性还未经证实。值得再次强调的是，目前我们还不确定大豆中植物雌激素化合物是否比药物形式的雌激素更安全。

这些患者可能会从一些治疗失眠的建议中受益。特别是看心理医生，服用止痛药或睡眠促进药可能会帮助女性度过最困难的时期。一些发生严重抑郁症的患者可能需要精神治疗。

男性更年期

虽然与女性激素缺乏相关的睡眠问题在女性中更为常见，但有些男性在生殖阶段结束时的更年期，也会遇到这种问题。相比女性绝经后肯定会经历更年期，大约 1%～2% 的男性的睾酮会减少。患者可能出现贫血、性欲减退、肌无力和失眠。2015 年发表的一些初步研究表明，使用睾酮替代疗法会改善相关症状。令人惊讶的是，对于这些患者的睡眠问题，几乎没有进行深入的研究。

即使没有经历过更年期的男性，某些疾病也会导致更年期综合征。接受降雄激素水平治疗的晚期前列腺癌或乳腺癌的男性，可能会遇到与更年期女性相似的问题。接受此疗法的男性经常发生潮热和盗汗，睡眠受影响性欲减退甚至出现阳痿。另外，还可能伴随乳房增大并压痛、骨质变薄、血流量减少、体重增加及肌肉量减少。这些症状可能会逐渐改善。

曾有研究表明，自身停止产生睾酮的男性在接受睾酮替代疗法后，可能会出现阻塞性睡眠呼吸暂停。作为早期研究的结果，建议医生在治疗患有睡眠呼吸暂停的患者或有睡眠呼吸暂停风险因素（例如肥胖）的患者时要慎重。

2016 年发表的研究表明，对于睾酮缺乏并确诊患有心血管疾病的男性，睾酮替代疗法可能有助于预防心血管疾病。

激素水平异常会影响女性一生的睡眠。性激素水平随着绝经的开始而下降，可以引发各种睡眠问题。然而，激素并不是导致睡眠问题的唯一原因，有时候，医生和患者都很难识别睡眠问题是何时出现的。

要点总结

1. 性激素水平和种类的异常，可能是导致严重健康问题和睡眠问题的根本原因。

2. 孕妇对抗失眠的最有效的方法是找到最舒适的睡姿。大多数孕妇必须训练自己在睡眠时能够适应和孕前完全不同的睡姿。

3. 一些研究显示，打鼾与先兆子痫之间存在明显的联系，有先兆子痫的孕妇在怀孕期间可能出现高血压。

4. 如果女性在怀孕期间开始打鼾，特别是如果还伴有头痛和脚踝肿痛的话，应该检查血压和尿液。

5. 治疗睡眠呼吸暂停可以确保孕妇在夜晚得到良好的睡眠，保持白天更长久的清醒和警觉状态，以此应付胎儿的需求。

6. 在非快速眼动睡眠期间，身体不再控制体温，体温调节失常是导致潮热的主要原因。

PART 3

Part

你的睡眠问题是由什么造成的

THE MYSTERY
OF SLEEP

第6章　如何描述自己的睡眠问题

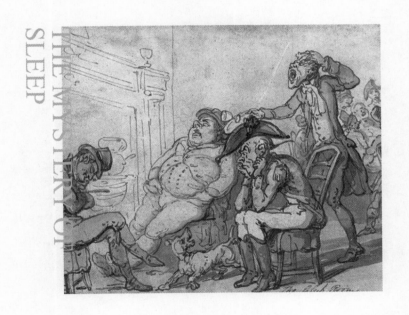

人们是如何意识到自己的睡眠问题的？患者如何解释才能让医生明白？另外，如何恰当地描述自己睡眠问题的症状，才能和医生达成共识呢？

案例

一位癌症患者

很多医生经常会如此感慨："真希望我能早点接触这个病例。"

有一次，一位男士向我抱怨，他经常感到疲惫已经两年了。他的妻子也向我证实了这一点。起初，医生诊断他为抑郁症，但是针对抑郁症的治疗对他并没有起作用，血常规检查也没有发现任何异常状况，他也就渐渐地忽略了精力不足这一问题。然而，因为长期疲惫不堪，他和妻子都辞职了，但大约一年后，症状不仅没有改善反而变得更加严重，妻子希望他做更详细的检查。检查发现他有大便出血的迹象。医生很快得出诊断：结肠癌。之后他接受了手术治疗。

这名患者因患有失眠而被介绍给我，医生觉得他的失眠是由于确诊癌症而产生的焦虑所造成的。患者和医生在两年内进行过多次接触，但他们并没有进行真正的"交流"。

如何描述嗜睡

"我太累了""我感到疲倦""我已经没有力气了""我累死了",认为自己患有睡眠问题的人经常用这样的话来描述自己的症状,但对于试图解读症状的医生来说,患者的话在某些方面意义完全不同。这种沟通不畅会妨碍确诊,成为患者寻求帮助、解决睡眠问题的主要障碍。对于大多数人来说,"累"这个词是指体力不足,觉得参与某项活动或者保持清醒都要花费很大力气。滑雪、辛苦一天收拾庭院,或者因个人的身体状况而感到身体虚弱,他们可能就会有这种"累"的感觉。患有肺病或心脏病的人,可能也会用"累"来表示自己因呼吸困难无法参与某些活动。军事和运输行业经常会用到"疲惫"一词。

对于研究睡眠的专家来说,"疲惫"这个词是指由于长时间的劳动导致精力缺乏或无法完成日常任务。"劳动"可能是身体上的,也可能指精神上的。

患者常用"我没有力气"这样的表达，这显得有些含糊不清。许多人说自己没力气，实际上是说他们很困倦，而一些医生听到这些描述，可能会将其解读为过度嗜睡，并将患者转介到睡眠诊所。但其他医生听到这些相同的描述，可能会理解为患者有抑郁症。

患者应该描述实际发生的情况，而不是用这样的词语来表达。例如，患者应该说，"我看电视的时候总睡着""我用电脑工作的时候总睡着"等一些具体行为描述，而不是笼统地说"我很累"，否则医生可能无法诊断问题所在。

但是，一个人感到确实很困时，他应该怎么表述呢？嗜睡的迹象是一个人在不恰当的时间和地点，有入睡的冲动。澳大利亚埃普沃思医院的约翰斯·默里（Johns Murray）博士研究出一套埃普沃思嗜睡量表（Epworth Sleepiness Score），常用来衡量成年人嗜睡的程度。在表 6-1 中，患者写下得分（0～3），描述他们在不同情况下入睡的可能性，然后将这些得分相加。

一个人总分超过 12 分，他可能患有睡眠呼吸暂停；总分超过 15 分，在非自愿的情况下入睡的风险更大。一些睡眠呼吸暂停的患者，有的人得 3 分，有的人得了 24 分，相差悬殊。当然，得高分的人也可能有失眠症状，虽然他们的医疗检查没有异常。

由于睡眠问题是逐渐出现的，所以有些人并没有意识到自己嗜睡，他们对疲倦感觉习惯了，所以认为自己的感觉很正常。因此，他们可能会否认自己的嗜睡症状。

患者可能会感觉有些"不对劲"，但无法或不愿意面对这些感受或经历。然而，这些"不对劲"可能会直接导致睡眠不足或其他睡眠问题。例如，一个人可能会抱怨自己记不住事情，或无法集中精力，却没有意识到问题的根源在嗜睡。虽然患者可能意识不到，但昏昏欲睡时，别人经常可以发现。

表 6-1　　　　　　　　　　　　　埃普沃思嗜睡量表

在下列情境中，你有多大可能性会在无意中睡着？

根据实际情况，选择最符合的得分：

　　0 = 从来不会小睡或睡着

　　1 = 小睡或睡着的可能性很小

　　2 = 小睡或睡着的可能性适中

　　3 = 有很大可能会小睡或睡着

尽可能给出最真实的答案。

场景	小睡的可能性（0～3）
坐着看书时（例如在医院的候诊室）	——————
看电视或者使用电脑时	——————
在公共场合坐着不动时（例如在剧院或者开会时）	——————
情况允许时下午躺下休息	——————
坐下和人交谈时（例如当面交流或者电话交流）	——————
午餐没有饮酒，之后平静地坐下	——————
开车时（由于交通堵塞停车）	——————
总分	——————

资料来源：选自约翰·默里 1991 年出版的《睡眠》（Sleep）第 14 章第 6 节，54～55 页。

有些人昏昏欲睡时会变得烦躁或性格改变。他们可能很容易无缘无故生气，在社交场合可能不会与其他人互动，也可能对事情提不起兴致。一些患有严重嗜睡的人会表现出一些无意识的行为，他们以不同寻常的方式做一些常见的事。例如，异常困倦的人可能会将餐具放入烤箱，而他们通常记不起自己曾有过这种行为。我曾见过这样的患者，他们会无意识地对其他人或其财产实施暴力行为，但事后却不记得这些事。

有些人可能患过一种特殊的嗜睡，称为醉梦状态。跟一般人相比，这种人醒来后很难保持清醒。他们的嗜睡状态可能会持续几分钟、一小时或更长时间。这种情况在严重缺乏睡眠的人群中很常见。

如何描述失眠

对于失眠，患者常常使用"我有失眠的症状"这样的表达。这个术语既是症状又是诊断，患者简单地告诉医生自己失眠或睡不着是不够的。是否入睡困难？睡着后总会醒吗？醒得太早？或者醒来后依然感到疲惫？这些症状占了一种，或者几种，还是全都有？在尝试入睡时的感受是什么？睡不着是因为想得太多还是身体上有问题？……患者描述自身症状越准确、越具体，医生更有可能诊断出问题所在。

其他睡眠问题的描述方式

困倦或无法入睡并不是睡眠问题的唯一症状。睡眠问题的类型有许多，其中一些可能需要治疗或转介到睡眠诊所。以下的症状可能提示潜在的睡眠问题。

无法停下来

有些患者整天都很烦躁，甚至到晚上都停不下来。如果让他们保持不动，他们可能会很痛苦（如在电影院或飞机上）。夜间，他们动腿的欲望可能会变得更严重，缓解的唯一方法就是动一动或者起身走一走。有些患者只抱怨夜间的症状，并没有提到腿部的感觉，而是侧重于自己不能入睡这件事。为了帮助医生做出正确的诊断，他们需要描述所有症状，比如双腿有没有或热或冷的感觉，或者感觉好像有虫子在皮肤下面爬来爬去。这些都是不宁腿综合征的症状。对有些人来说，这种感觉可能会出现在身体的其他部位，即使入睡时大幅度挪动身体，也会有这种感觉。

未完全入睡时做梦

有些人在入睡前后的几分钟内，会做梦或做噩梦，梦中有声音和丰富的视觉图像，甚至身体各个部位还有感觉，这被称为入睡前幻觉（hypnagogic hallucinations）。出现这种现象是不正常的，通常，人们入睡后大约 90 分钟才会做梦，而睡眠不足的人有时会出现入睡前幻觉，这种症状在发作性睡病患者中很常见。一个月出现 3 次及以上入睡前幻觉的人应该向医生寻求帮助。

醒来时感觉全身不能动

有时候人们夜间醒来，注意到自己不能动了，通常他们已经从梦中醒来，且可能不记得自己做了什么梦。这种症状可能持续几秒到几分钟，它可能会令人感到恐惧，绝大多数人害怕再次入睡。这种瘫痪的感觉有时会发生在没有其他睡眠问题相关症状的人身上。如果这种症状发生的次数很少（一年 1 ~ 2 次），通常不用治疗。它也是嗜睡的一种常见症状。有这种症状的患者如果白天也觉得昏昏欲睡，应该向医生寻求帮助。

不清醒时做一些奇怪的事情

睡眠过程中出现的行为可能微不足道，也可能表明一个人有潜在的严重的睡眠问题。若有更危险症状，应及时就医。

梦游，说梦话。梦游和说梦话非常普遍，尤其是孩子。除非孩子因此有危险，否则不需要治疗。有些患者在睡觉时会走来走去，还吃东西。梦游者早晨醒来通常不记得自己做了什么。老年人在傍晚或晚上梦游，可能是个严重的问题，这种行为被称为"日落或夜间徘徊"，应该引起医生的重视，因为这可能是阿尔茨海默病的表现，或与可治疗的其他病因有关。老年人常见的其他症状还有惊醒困惑和转向。

噩梦。很多人都有从噩梦中醒来的经历。这很常见，它并非睡眠问题，除非噩梦反复发生。如果噩梦经常非常相似，本质上还很暴力，并且非常令人不安，这可能是创伤后应激障碍的症状，应该引起注意。人们有时会在夜间醒来或坐在床上尖叫，有时会出汗，眼睛睁得大大的。这种情况即睡眠恐惧或夜间恐惧，通常没有危险，是梦游的一个变种。然而，有时候睡眠不足的人也会经历这种状况。

做梦时身体有反应。有些人在做梦时身体会有反应，或者做出动作，如可能突然发出攻击，有时会伤害伴侣。这是快速眼动睡眠行为障碍，通常需要治疗。有些人会对非自愿的伴侣实施性行为（梦交），且醒来时并不记得自己有过这种行为。

睡眠中动作过多。有些人睡眠中不老实，会踢脚、翻身、起身走动、身体晃动或抽搐，甚至表现出模仿骑自行车或跑步的奇怪动作。这些可能是运动障碍症状。如果你在夜间有这种行为，并且伴有失眠或白天困倦的症状，可能需要接受治疗了。

撞头和身体摇摆。有时候，人们会患上一种被称为撞头或身体摇摆的睡眠问题。患者会反复将头部撞到床垫或枕头上，甚至墙壁上，或者重复移动身体的其他部位，有些患者在睡觉时会不断滚动身体。这也是一种运动障碍，虽然偶尔会造成自我伤害，但对健康没有太大影响。

睡觉时发出声音

尽管人们在睡觉时发出一些噪声并不危险，例如磨牙症患者发出的磨牙声。这可能会干扰伴侣，并损伤牙齿，也有可能表明此人有严重的睡眠问题。

打鼾。入睡者最常制造的噪声是鼾声，而尽可能准确地描述打鼾的症状，会对医生诊疗有帮助。鼾声可能很响或很轻。患者或伴侣可将打鼾的程度和频率告知医生，如每周有几晚打鼾，夜间打鼾的频率，是否保持某种睡姿时更容易打鼾，以及患者饮酒后情况是否会恶化。

可怕的"沉默"。打鼾通常是连续的，一夜之间变化不大。然而，有些人在打鼾之间有一段时间的沉默。沉默时间如果很长，可能会令人恐惧，因为这表明打鼾者已经停止呼吸。有些患者，尤其是患有上气道阻力综合征的女性，可能会发出很短的鼾声，声音并不是特别大。就像沉默时一样，鼻息和喘息可能是睡眠呼吸暂停的标志，应该就医。在呼吸恢复或沉默结束时，患者可能发出非常大的鼻息、喘息或深呼吸声。

睡眠日记帮你发现睡眠问题

睡眠日记对于记录患者的睡眠习惯和睡眠模式，是一个非常有用的工具。它可以帮助患者和医生判定哪些睡眠模式可能令人不安，并准确找出患者的睡眠问题。例如，通过睡眠日记，有的患者可能会发现，在每周晚间有氧运动课程之后自己通常会嗜睡；父母可以从睡眠日记中了解孩子的生物钟是否规律。

　　患者每天只需花几分钟填写日记，将之保存在合适的地方，例如床头柜上面。连续 7 天以上填写完后，患者应该检查自己是否有任何异常的行为模式或动作，如果有，则表明自己有了睡眠问题。在寻求医疗帮助时应该带上睡眠日记。

　　患者需要认识到自己睡眠问题的症状，以及是否需要治疗，但学会与医生沟通同样很重要。睡眠问卷和睡眠日记可以帮助患者和医生发现睡眠问题的所在，一旦达成一致意见，患者和医生就可以有效地进行解决。

第7章　被动失眠：
　　　　亲近的人有睡眠问题

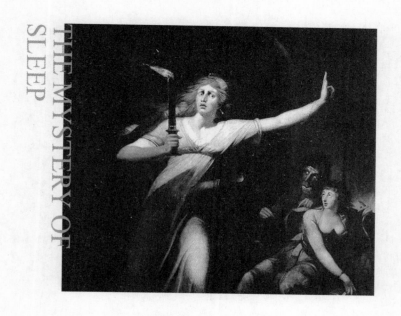

当伴侣或家人打鼾或发出其他噪声，如磨牙发出的声音；
或表现出异常的睡眠行为，如梦游或者躁动不安，谁的
睡眠会受到更大的影响？

案例

打鼾者的妻子

对于医生来说，确定患者是否有睡眠问题并不简单。有一次，一位男士和他的妻子来到了我的诊室。该男士认为自己患了病。我问了一系列关于他睡眠习惯的问题，他只肯定了自己有打鼾习惯。他的妻子从来没有观察到他睡觉时会停止呼吸，白天他也并不感到困，也从来不会无意识地睡着，而且看电影或戏剧时可以很轻松地保持清醒。

我看不出他有什么睡眠问题。他的血压正常，不抽烟，咖啡因摄入量也正常，尽管酒后打鼾的情况严重些，但他也只是偶尔才会饮酒。

我瞥了一眼他的妻子，发现她正盯着地板。她的黑眼圈非常明显。我问她丈夫的打鼾对她造成了什么影响。几分钟后，通过她的回答，我明白了，很显然她丈夫没有患病，真正的患者是她。因为丈夫打鼾，她晚上很难入睡。

我们讨论了不同的方案，后来，该男士同意戴牙齿矫治器，防止自己打鼾，让他妻子可以更好地睡觉。

如何应对伴侣的睡眠问题

伴侣或其他家庭成员睡觉时发出噪声，或表现出其他异常的睡眠行为时，也会影响他人的睡眠。孩子、配偶和年老的父母如果有不良的睡眠习惯，可能会使照顾他们的人难以入睡，或者导致其睡眠质量下降。

我认识到了 3 条关于睡觉的普遍真理：

第一条，没有什么比看着心爱的人睡眠舒适、安静更舒服了。

第二条，没有什么比看着心爱的人为了呼吸顺畅或睡好觉而挣扎更让人痛苦了。

第三条，没有什么比睡觉时被睡眠习惯很不好的家人吵醒更令人沮丧了。

当和他人睡一张床，或者睡同一个房间时，有睡眠问题的人会严重影响他人的睡眠。

打鼾

睡眠者打鼾的声音可能很小，也可能大到整个房子里所有人都听得到。而打鼾者是唯一听不到自己鼾声的人，他们经常否认自己打鼾。然而，对于听到鼾声的人来说，这种噪声可能是一种折磨。

我曾经采访过一位军人，他的妻子离开他，回了娘家。他妻子离开的主要原因之一是，这位军人的打鼾声让她睡不好。睡不好的人容易变得疲倦、愤怒、急躁。这种情况下，一些患者会出现和抑郁症一样的临床反应。而这种症状会影响婚姻。

当一对夫妻都打鼾时，就要看谁先睡着了。当他们睡到一起时，两人不断地会被对方吵醒，一段时间过后，两人通常会分房睡。

有一位患者让我为他治疗打鼾时，他本人并没有睡眠呼吸暂停这样严重的健康问题，真正需要治疗的是他的家人和其他可能受到影响的人。因此，治疗的目标不是改善打鼾者的健康状况，而是帮助最受打鼾者影响的人，即"听众"。但是当"患者"并没有生理疾病时，如何进行治疗就成了问题。"患者"是否应该接受有风险且可能造成严重痛苦的手术呢？痛苦小的治疗方法能减轻患者的打鼾症状，让家人得到足够的睡眠吗？实际上，医生必须考虑打鼾者和受打鼾影响的人双方的利益。

在这种情况下，医生最合理的做法是对患者进行治疗，而这种治疗最有可能永久性地治愈患者。如果可以的话，我建议打鼾者努力减轻体重，因为超重往往会导致打鼾。其次要避免饮酒，因为饮酒会使打鼾更严重。另外，打鼾者应该避免服用任何安眠药。安眠药和酒精都有可能带来睡眠呼吸暂停的风险。两者都可以放松喉部肌肉，导致呼吸通道张开，使呼吸恶化。所以打鼾者在睡前应避免饮酒。

如果伴侣持续打鼾，你可以考虑调整自己的睡眠习惯来减轻鼾声的干扰。以下是最常见的几种方法，有些已被证明非常有效。

先于打鼾者上床睡觉。在打鼾者睡觉之前入睡。有的人发现，如果在打鼾者睡之前入睡，他们在夜间被鼾声吵醒的可能性会更小。打鼾者的伴侣可能会发现这种方法很有效，但以我的经验来看，对于睡觉很规律的人来说，这种方法并不适用。

调整伴侣的睡姿。平躺时人更容易打鼾。伴侣可通过用手或肘部轻推患者肋骨以使其侧睡。虽然一些睡眠医学专家建议，打鼾者睡觉时可以穿背面缝有背包或网球的睡衣以保持侧睡的姿势，但这种方法似乎不可靠，而且会导致背痛。只有 10% 的患者长期使用该方法治疗。

还可以让打鼾者尝试以半直立姿势在舒适的椅子上入睡。当人们保持这种姿势时，打鼾的可能性较小，甚至有些患有睡眠呼吸暂停的患者坐下时可以睡得更好，而躺着则不会。

戴耳塞。2012 年的研究表明，睡眠呼吸暂停的男性患者更容易丧失听力，这一发现表明，大声打鼾可能会对个人及伴侣的听力系统造成损害。戴耳塞可以让伴侣和家人获得更好的睡眠，也可能对预防听力丧失有所帮助。耳塞对一些人来说很有用，市面上的耳塞类型多样。其中，工业用途的耳塞可能比其他类型（如零售商店中卖的）的耳塞更便宜且更有效。佩戴者应该试着找到最适合自己、最舒服，且最不可能从耳朵里掉出来的耳塞。佩戴者可能需要几个晚上才能习惯戴耳塞睡觉，但由此获得的安静是值得的。

开着噪声机器睡觉。现在，能产生白噪声或其他舒缓音乐的噪声机器，可以用来"淹没"鼾声。除了在噪声机上播放外，还可以使用"蜗牛睡眠"等有助于睡眠的应用程序。

分床睡。分床睡看起来貌似行不通，但一些打鼾者会为了保持正常呼吸而大幅度挪动身体，因此，不仅鼾声会使伴侣难以入睡，有时与呼吸相关的身体挪动更具破坏性。如果夫妻已经睡在一起多年，他们可能认为分床睡会破坏双方的关系，但是，如果能让没有不良睡眠习惯的人从容应对伴侣的睡眠问题，那么这实际上可以巩固双方的关系。

分屋睡。面对睡觉发出噪声的人，伴侣会找个安静点的地方睡觉，有趣的是，他们这样做可能是因为害怕失眠会吵醒正在打鼾的伴侣。由于在沙发上睡觉不舒服，并且难以得到良好的休息，所以许多人最后挪到另一个房间睡觉，通常这个房间离伴侣最远。

呼吸暂停

虽然打鼾者的伴侣可能发现对方的鼾声很烦人，而且具有破坏性，但有时他们会觉得所爱之人好像要断气了，没有比这更令人担心的了。许多人不习惯睡在隔段时间就停止呼吸的人身边，他们发现自己要时刻保持警觉，听着伴侣的呼吸声，直到对方呼吸正常。发觉伴侣在睡眠中有呼吸暂停现象的人不应该当作没事儿，相反，他们需要劝对方接受医疗检查。如果对方被诊断出患有睡眠呼吸暂停，用持续气道正压通气进行治疗的过程中，伴侣可能会发现，机器的轻微噪声对自己的睡眠也有帮助。

翻来覆去

一个人如果在床上翻来覆去，又起身走来走去，之后回到床上，需要半小时到几个小时才能入睡，伴侣通常会感到愤怒、沮丧，因为他自己也无法入睡。夫妻睡觉时也可能会发现，伴侣入睡后可能持续挪动身体，每隔二三十秒会翻次身，移动床上用品，或者踢脚、睡觉时流很多汗……这些都可能是睡眠多动症的表现，有这种睡眠问题的大多数患者可以接受治疗，如果治疗没有效果，分床睡也是一种解决方法。

磨牙

有些人睡觉时会磨牙，磨牙声可能是伴侣最讨厌的噪声之一，听起来就好像床上有只花栗鼠。伴侣可以试试戴耳塞、换卧室等应对方法。但是磨牙也可能表明患者有严重的牙齿健康问题：如果睡觉时磨牙的情况变严重，牙齿会受到磨损，甚至最后坏掉，不得不拔除。这时应该鼓励磨牙者去看牙医，医生可能会为其安排佩戴适合的牙齿矫治器，以减轻磨牙对牙齿及其伴侣的睡眠造成的损害。

说梦话或者梦游

有些人在睡觉时会间歇性地说只言片语、呻吟或发出其他奇怪的声音。我认识的一位患者会坐起来唱国歌，然后继续睡觉，第二天早晨完全想不起来有这回事儿。这些行为并不严重，在大多数情况下，伴侣已经习惯了。但如果伴侣的睡眠因此不断受到干扰，则应尝试采取一定的补救措施。

一些梦游者会起床，四处走动，甚至在睡着的时候吃零食。他们一般会安全地回到床上，第二天早晨醒来后对自己梦游时所做的事情一无所知。他们的梦游行为可能会吵醒伴侣，有些人一清醒来甚至会发现自己睡在了另一个房间。梦游者的伴侣可以提出一些建议来改善这种状况。饮酒后或睡眠不足时，这些人更容易梦游，所以梦游者应该保持充足的睡眠，避免饮酒。如果他们在梦游时开始做危险的事情（如离开房间、在炉子上做饭等），伴侣应该带他们去看医生。

夜惊和梦魇

对做噩梦的人的伴侣来说，旁边的人睡得好好的，突然发出一声嘶哑的尖叫声，身体坐直，全身冒汗，眼睛大睁，这种情况着实吓人，但做噩梦的人往往记不得发生了什么。对于伴侣来说，这种睡眠问题虽然令人不安，但并不会造成危险。它是梦游的变种，应采取相同的方式进行治疗。

然而，当梦魇反复出现或者噩梦的内容特别暴力时，可能给睡眠者及其伴侣带来危险。如果睡眠者被噩梦，特别是反复和暴力的噩梦吓到，频繁惊醒，全身冒汗，有时还会尖叫，心跳加速，呼吸困难，这时就应该看医生了。这类噩梦在退伍军人中很常见，他们可能患有创伤后应激障碍。这种噩梦也会发生在遭受其他类型创伤（如被强奸或遭遇灾害性天气）的人群中。据研究人员研究，由创伤后应激障碍引起的噩梦可能会时常发生，并持续数十年。

患有快速眼动睡眠行为障碍的人，做梦时身体会有一些危险的反应。如果梦见自己遭到袭击，他们可能会攻击自己的伴侣，还可能打墙、扔东西或跳下床，并可能伤及自己和他人。这种情况非常严重，需要进行治疗。

如何应对儿童的睡眠问题

孩子有睡眠问题时，他们的看护人通常也会失眠。任何年龄阶段的孩子都可能产生睡眠问题，只是问题会有所不同。孩子的看护人帮孩子解决睡眠问题后，自己也可以更好地入睡。

新生儿

新生儿可能会让家中的每个人都失眠，尤其是父母。特别是夜间喂食的父母可能会睡眠不足。这是正常现象。父母可以通过帮助新生儿尽早培养正常的睡眠习惯来缩短这段时期。费城儿童医院的乔迪·明德尔（Jodi Mindell）医生所著的《整夜安睡》（*Sleeping Through the Night*）一书中提到，父母可以帮助 3 个月大的新生儿尽早养成积极的睡眠习惯。这样做将有助于新生儿晚间长时间安睡。最重要的步骤是：

① 为新生儿制订每天相同的睡眠时间表；

② 形成与睡眠时间相一致的睡前常规；

③ 在新生儿昏昏欲睡但还未睡着时将其放到睡床上。

一旦新生儿在睡前学会自己平静下来，然后入睡，他们在晚上醒来时也可以自己睡着。

婴儿

一岁大的婴儿可能会出现一些更严重的睡眠问题，从而会影响整个家庭，其中最常见的是胃绞痛，伤害最大的是婴儿猝死综合征。

胃绞痛。大约两周大的婴儿，10% 左右会有哭闹现象，每天都可能发生，原因不明。哭闹可能会持续数小时，并且任何时候都可能发生，这种行为通常是胃绞痛的信号。儿科医生经常用 3 条法则来判断一个孩子是否有肠胃感染：

① 婴儿持续哭泣时间 3 小时以上；

② 每周出现 3 天以上；

③ 这种情况持续 3 周以上。

医学上目前还找不出婴儿胃绞痛的真正原因。胃绞痛不是由气体或腹痛引起的。胃中有大量气体或有过度腹泻问题的儿童可能对牛奶过敏。当然这种情况与父母照顾方式无关。

三四个月大的婴儿经常会有胃绞痛症状。大多数父母早期会试着轻轻抱起婴儿，不断摇晃，但他们应该集中精力努力使孩子的睡眠习惯正常化，以便婴儿学会自己入睡。

建立一个健康的睡眠模式至关重要。父母应确保婴儿每天早晨大致在同一时间醒来，并且每晚大约在同一时间上床睡觉。一些患有胃绞痛的婴儿甚至在疼痛消失后也难以入睡，这可能与父母没有帮他们形成正常的睡眠模式有关。

这种情况下，父母即便难以忍受婴儿的哭闹，也千万不要剧烈摇晃他们，这样会对他们造成伤害。父母应该先让自己放松下来。

尽管胃绞痛可能让人不安，好在并非每个婴儿都会一直有这种情况，它会逐渐消失。

婴儿猝死综合征。婴儿猝死综合征是导致看起来完全健康的婴儿意外死亡的一大原因。虽然导致这种病症的原因尚不清楚，但婴儿猝死综合征通常在婴儿睡觉时发作。一种理论认为，婴儿的神经系统没有充分发育，因此当他们停止呼吸或血氧水平下降时，他们的身体无法对此做出反应，继而导致危险发生。这种疾病发生的概率是1‰，在早产儿和先天体重过轻的婴儿中更常见。2～4个月大的婴儿，这种病发生的风险最大。大约90%的患病婴儿会在不到6个月时死亡。

研究表明，在美国，非裔美国婴儿患婴儿猝死综合征的比例可能是其他人种的两倍。这种差异背后的原因尚不清楚。父母可以让婴儿仰卧睡觉来降低其患此病的风险。

20世纪90年代，在睡眠习惯研究领域有了一项重大的突破。当时的研究表明，俯卧睡的婴儿死于婴儿猝死综合征的风险比仰卧睡的婴儿大得多。据估计，三分之一的婴儿猝死综合征病例与趴着睡有关。如果婴儿趴着睡觉，呼吸道受到枕头或毯子等阻塞，头部就可能无法抬起来。母亲孕期吸烟或者婴儿出生后暴露在有烟雾的环境中，婴儿患婴儿猝死综合征的风险就会大增。2012 年哈佛大学的一项研究表明，吸二手烟会增加婴儿患婴儿猝死综合征的风险：大约 20% 的婴儿猝死综合征病例很可能与吸二手烟有关。英国的一项研究表明，父母任何一方饮酒也可能增加婴儿患婴儿猝死综合征的风险。

照顾婴儿的人应遵循美国儿科学会在 2016 年提出的以下建议，以降低婴儿患婴儿猝死综合征的风险：

① 让婴儿仰卧在牢固的睡床上入睡，如婴儿床或摇篮，并使用可与床面紧密贴合的床单；

② 避免使用软床、婴儿床保险杠、毛毯、枕头和软软的玩具。婴儿床上不应该放任何此类多余的东西；

③ 让 1 岁以下的婴儿和父母睡在一间卧室里，但不要睡在一张床上（这种办法可以将婴儿猝死综合征的风险降低 50% 以上）；

④ 避免让婴儿接触烟雾、酒精或药物。

另外，要确保婴儿不会过热。如果房间太热，婴儿穿太多衣服，或床上用品盖得太多，特别是婴儿发热或患感冒等疾病时，可能会出现这种情况。

通过让孩子仰卧睡觉，美国死于婴儿猝死综合征的人数减少了 40%。据报道，这种方法不仅降低了婴儿猝死综合征的发病率，也减少了婴儿发热、鼻塞和耳部感染的风险。

另外，家长对声称可帮助婴儿保持安全睡姿的小玩具应保持谨慎。2012 年 11 月，美国疾病控制预防中心的一项报告指出，这些东西可能导致婴儿窒息和死亡。在使用任何此类小玩具之前，父母应向儿科医生求证核实。

幼儿

大多数年幼的孩子的睡眠都很规律，通常都会整夜安睡，因为他们的父母已经帮他们建立了正常的睡眠模式。但有些孩子会出现睡眠问题，最常见的一种情况是，父母不在身边时，孩子自己睡不着。

已经学会将睡眠与拥抱或摇晃联系起来的孩子，可能会很难独自入睡。有些孩子会爬到父母的床上或坚持睡在父母的房间。如果这个问题在孩子小时候不能得到解决，就可能会产生长远的不良影响，比如有的孩子可能到10多岁也不能单独睡觉。

哈佛大学的理查德·费勃（Richard Ferber）博士在《解决你孩子的睡眠问题》（*Solve Your Child's Sleep Problems*）一书中讨论了这个问题，这本书帮助父母教孩子如何自己入睡。费勃博士的方法适用于许多家庭，我强烈推荐他的书。教孩子自己入睡的 3 个关键步骤是：

① 睡前给孩子建立一套夜间流程。可能包括洗澡、摇床、给孩子唱歌，或者以讲故事或睡前读书的方式结束一整天；

② 在孩子仍然醒着，但已经表现出瞌睡的迹象时，让他们去自己的婴儿床上或自己房间里睡觉，这可以让孩子们学会自己睡觉；

③ 孩子上床后，父母要离开房间。这是最困难的部分。如果孩子哭，父母应该等一会儿再进屋，进屋待的时间不要太久，不要抱、喂或摇动孩子。父母在进入孩子房间之前等待的时间应该越来越久。通过这种方式，孩子会逐渐得知哭泣只会让父母短暂探望，慢慢地他们会学会自己睡觉。

一贯坚持这样做的父母通常会发现，在 1 ～ 2 周后，孩子会形成在规定时间睡觉的习惯。2016 年发表一项研究也证实了这种方法的有效性。

年龄稍大的孩子习惯了在父母的床上睡觉，要让他们单独睡觉可能更困难。孩子可能会声称自己害怕单独睡觉。"害怕"是借口还是孩子真的害怕？当孩子声称自己害怕时，父母可以让孩子睡在床边的地板上，这种方法有时候也会起作用。过一会儿，孩子会发现睡在地板上没有睡在自己床上舒服。如果孩子坚持说自己害怕单独睡觉，父母应该向儿科医生咨询是否需要专业帮助。

另外，所有年龄段孩子也存在一些共性的睡眠问题。

有些孩子会打鼾，其原因往往与成人打鼾的原因不同。例如，儿童打鼾通常与肥胖无关。大多数情况下，儿童的打鼾或睡眠呼吸暂停是由扁桃体或腺样体肿大引起的，或者与下颚太小有关。

睡觉时大声打鼾且呼吸停止的孩子，可能患有阻塞性睡眠呼吸暂停。如果孩子患有扁桃体肥大或比较肥胖，这些问题必须尽快解决，父母应该向医生寻求帮助。

我曾经看到许多成年打鼾者出现睡眠呼吸暂停是因为下颚异常小，他们的孩子通常也打鼾，下颚同样偏小。如果父母下颚小，并患有睡眠呼吸暂停，孩子也打鼾的话，应该去看牙医或正畸医生，因为孩子的呼吸受到阻塞也可能是由下颚结构异常造成的。如果孩子的下颚非常小，正畸通常可以改善下颚结构，并可以降低患睡眠呼吸暂停的概率。

儿童的其他睡眠问题，如夜惊、说梦话和梦游，与成年人类似，可以用相同的方式处理。

如何应对老年人的睡眠问题

许多老年人晚上睡觉都很正常。出现异常通常是身体不适的迹象，也可能与疾病治疗及药物有关。与床伴和孩子有睡眠问题一样，照顾家中老年患者的人通常也会遇到被动睡眠问题。如果夜间需要照顾中风、戴呼吸机、失禁或需要服用药物的老年患者，照顾者的睡眠很可能受到严重影响，所以，夜间获得帮助对维护照顾者的健康来说至关重要。

照顾阿尔茨海默病患者的人常常难以保证充足的睡眠。超过70%的阿尔茨海默病患者居住在家中，他们给家人带来巨大的情绪压力和经济负担，并使照顾者睡不好。由于女性通常在家里担当照顾者的角色，所以她们是最常与患有阿尔茨海默病的家庭成员打交道的人。照料阿尔茨海默病患者的人群中，84%是女性，她们的平均年龄是65岁。患者在确诊病情后会继续存活大概8年。一些研究人员认为，阿尔茨海默病患者之所以被送到收容机构，最重要的原因是他们会在夜间游荡，不睡觉。照顾者无法应付这些夜间活动，否则会使他们的睡眠严重不足。阿尔茨海默病患者的照顾者通常不仅要注意医疗护理（如药物治疗、就诊），还要为患者进行个人护理（如个人卫生、洗衣、喂饭），繁重的工作往往会导致照顾者睡眠不足。

照顾者如果有睡眠问题，应该向他人寻求帮助并找出适用的方法。向医生求助是很好的办法。另外，通过家庭成员的帮助，照顾者也可以恢复睡眠质量，得到幸福感。哪怕只是暂时的缓解也很值得。

正如患者总意识不到自己有睡眠问题一样，有被动睡眠问题的患者可能认识不到伴侣或家人的睡眠习惯和睡眠问题会对自己的睡眠和健康造成影响。寻找解决被动睡眠问题的方法与诊断出患者有睡眠问题同样重要。

第 8 章　生物钟影响：
夜猫子、百灵鸟、时钟错乱

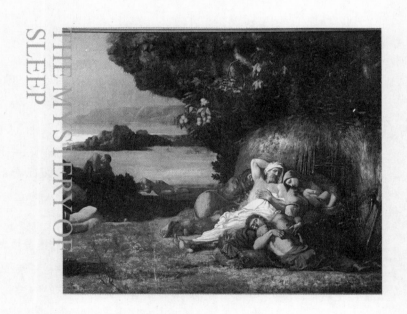

大脑根据生物钟调节身体功能。当生物钟与环境不同步时，睡眠问题往往随之而来。我们怎样才能重置生物钟呢？

案例

"夜猫子"

　　我曾接诊过这样一位女士：25岁，身材很瘦，看起来比实际年龄要老。她很憔悴，眼睛里充满了血丝，眼袋发灰，在问诊过程中她很难集中注意力。我有时不得不重复问她同样的问题。很显然，她已经筋疲力尽。她告诉我，她每晚都要花三四个小时才能睡着；早晨8点要上班，她又起不来，即使定了几个闹钟也没用。她让母亲打电话叫醒自己，但有时甚至连电话铃声都叫不醒她。由于每天尽显疲惫，她在工作上的表现变得不尽如人意，她觉得自己有可能失去工作。

　　她告诉我，她十几岁时就意识到了这些症状。她熬到半夜睡不着觉，早晨她的母亲不得不把她拖下床，让她去上学。到学校后，她会在早课上睡着，她因此错过了很多课，成绩不好，差点没毕业。上大学后，她也不得不在下午上课，以应对困倦。我问她什么时候才会觉得清醒和警觉，她回答说："周末，我对此非常困惑。"这个回答是一条重要线索。

三种不同的生物钟模式

在第 1 章中，我介绍了生物钟。生物钟的功能之一是控制我们何时困倦及何时清醒。有些人的生物钟晚一点，他们直到深夜才会困；有些人的生物钟则早一点，他们晚上早早地就会觉得困倦；还有一些人的生物钟运行不规律，但这并不代表他们有身体疾病。生物钟和他人不同的人可能非常健康。当人们的生物钟与工作或其他时间表的要求不一致时，就会出现问题。最近的研究表明，一些问题是由于控制生物钟的基因变化造成的——遗传在昼夜节律方面起着重要作用。而现在一些研究也表明，生物钟异常可能会导致肥胖和糖尿病。

"夜猫子"：睡眠时间延后

对于夜猫子来说，生物钟似乎会延后三四个小时或更长时间。这种人通常在凌晨 1 点到 3 点，或者更

"晚"才会感到昏昏欲睡。一星期内，他们很难起床工作或者上学，要不就经常在工作中或课堂上打瞌睡。到了周末，他们会睡到中午或者更晚，睡醒后才会感到精神焕发。

这种情况在青少年群体中很常见，他们经常会在深夜进行一些活动，如上网、玩游戏等。父母可以帮助孩子调整夜间行为，让他们睡得早一点。另外，父母与其把困倦的孩子送到学校，不如带他们去看医生，因为孩子在学校很可能还会睡着且表现不佳。

生物钟延后的人经常抱怨自己失眠，简而言之，直到特定的就寝时间，他们才会感到困倦，这和人的头发或瞳孔的颜色一样，是一种身体特征。这既正常也"不正常"，因为尽管这些人意识到自己没有健康状况时可能会感觉好一些，但生物钟仍然会给日常生活带来麻烦。

尤其对于学龄儿童的父母来说，与生物钟不规律的孩子或家庭成员打交道可能会产生问题，让这些孩子上学可能是一大挑战，因为大部分父母通常都要使每个家庭成员的时间表保持一致。

对于睡前习惯不良的孩子，改变他们的睡前行为可以使其养成更好的睡眠习惯。最重要的是，孩子应减少或戒除晚间使用电子产品的习惯。

对于熬夜的成年人来说，最好的长期解决方案可能是找一份与生物钟一致的工作。我的一些夜猫子患者在娱乐业和餐饮业等服务行业中取得了成功。现在，对于想要熬夜晚睡的人来说，有很多工作可以选择。

夜猫子也可能会遇到由于睡眠模式引起的情感问题。当一方习惯早起，而另一方是夜猫子时，伴侣之间可能会发生冲突。虽然我们希望夜猫子可以与其他夜猫子的恋爱关系或婚姻长长久久，但情况并非总是如此。一位同事曾对我说："我是个夜猫子，我的爱人却是个百灵鸟，但我们各自都有单独的时间，真的很好。我们的一个女儿是个夜猫子，另一个是个百灵鸟。"

尽管人们的生物钟在某种程度上受基因影响，但研究人员发现，有两种方法有时可以有效地改变生物钟。

一种方法是时间疗法，包括调整睡眠时间，让睡眠者每隔几天连续晚两个小时上床睡觉，直到他需要昼夜不停地工作。有些人上床睡觉的时间是凌晨 2 点，那么他会连续两天在凌晨 4 点上床睡觉，然后在接下来的两天里在凌晨 6 点上床睡觉……以此类推，直到达到理想的就寝时间。对小学生来说，这种方法只能在假期中尝试。

患者将睡觉时间完全颠倒直至达到理想的就寝时间之后，必然会选择在这段时间睡觉。有些患者用这种方法已经取得了成功，但他们需要小心，因为如果他们再熬夜一次以上，就可能会重蹈覆辙。

另一种方法是调整光照，这种方法有助于调节生物钟。在夜间经常使用电子设备的青少年可能会发现，光线照射会使他们难以入睡，所以他们需要在睡前停止使用电子设备。

早晨自然的阳光，或明亮的灯光（蓝光最有效），甚至电子屏幕都可以使生物钟比较晚的人醒来。越靠近两极地区，冬季日出较晚，因此，早晨可以使用灯光来模拟日光。这种方式可用于治疗季节性情感障碍，这种病也被称为冬季抑郁症，通常是冬季光照不足引起的。还可以用灯光来帮助人们调节生物钟。但对于晚睡的人来说，这种帮助可能只是暂时的。如果他们停止使用这些灯光，很可能重返之前不好的睡眠模式。然而，对于需要成为百灵鸟的夜猫子来说，时间疗法和调整光照值得尝试，因为它们至少可以带来短期成效。

一些夜猫子会尝试通过使用药物来调整生物钟。褪黑素通常被称为"睡眠激素"，20 世纪 90 年代，在治疗失眠，特别是昼夜节律问题方面非常受欢迎。不过，虽然它可能对一些人有用，但对儿童和青少年使用中产生的长期影响尚未有充分的研究，因此我不推荐用此方法。

"百灵鸟"：早睡早起

与夜猫子相反的是百灵鸟，即早睡早起的人。他们通常在晚上 9 点前甚至更早就会感到困倦，并且无法再长时间保持清醒，第二天早晨会在 4 点到 6 点之间醒来。早睡的人可能会说自己有失眠的症状，并抱怨醒得太早，不能再次入睡。这样的人有时可能会寻求医疗帮助，他们认为早醒是异常的，但是，与晚睡一样，早睡也不是病。它是一些人生来就有的生理状况。

解决生物钟过早的最佳方法是选择与生物钟同步的生活方式和职业。

过早入睡的人在工作场所通常不会出现问题，在某些工作中经常非常成功，因为他们的生物钟是一种理想的时间表。本杰明·富兰克林曾建议早睡早起。农民、外科医生、麻醉师和护士等职业通常适合有早睡习惯的人。

"时钟错乱"：睡眠时间没有规律

有些人晚上似乎并不觉得困倦，而有的人一天 24 小时任何时间都能睡着，据说达·芬奇每隔几个小时就会小睡一会儿。但是，如果青少年开始有这样的睡眠模式，父母应该意识到这个问题并加以关注。与早睡和晚睡的睡眠模式不同，这是一种可能需要治疗的睡眠问题，医学上称之为非 24 小时睡眠—清醒节律紊乱。

这种不正常的睡眠模式有时会出现在控制生物钟的部分神经系统受损的人身上，患有某些精神疾病的人也可能发生。某些盲人无法同步他们的生物钟，在夜晚可能入睡困难。这种睡眠困难可能会对褪黑素类药物产生反应。虽然我不建议夜猫子和百灵鸟模式的人使用褪黑素，但对于昼夜活动没有规律的人来说，如果他们的睡眠—清醒模式受到困扰，则可以用褪黑素治疗。

时差如何影响生物钟

影响人体生物钟的最常见原因之一就是时差。直到 20 世纪中叶，人们才知道时差会导致持续数日的睡眠问题。许多人发现，当他们在几个时区内转换时，生物钟会变得混乱。当下，每天有数百万人跨越不同的时区。对某些人来说，这是他们工作的一部分，商用飞机的机组人员就是一个很好的例子。他们中的大多数人已经学会调整自己日常生活中的时差，而普通的旅行者仍然需要学习自己调整。

时差对乘客睡眠的影响取决于飞机是向东飞行还是向西飞行，以及它穿过了几个时区。由于世界被分成 24 个时区，一般穿越 12 个时区时，无论人是向东还是向西，影响都一样。

向东飞行

当人们坐飞机向东飞行时，他们会"失去"时间。从纽约到巴黎的航班大约需要 7 小时。由于巴黎时间比纽约时间早 6 小时，因此纽约晚上 9 点半左右的航班将于第二天上午 10 点半抵达巴黎。飞机起飞时，生物钟是晚上 9 点半，实际上纽约时间就是 9 点半。但是 7 小时后飞机降落，人的机体会认为是凌晨 4 点半，而实际上是上午 10 点半。虽然是在上午，但身体会觉得是半夜。你会感觉自己好像"失去"了 6 小时。飞行条件会加剧这种感觉。如果足够幸运的话，你可能会睡 4 小时。飞机起飞后的前一小时，机舱内的乘客会感到混乱。飞机预备降落时的前一小时机长广播。在飞行中途，还有餐点和电影。你需要找到一种方法让身体尽可能快地与当地时间同步，这样就可以弥补自己失去的睡眠，并让身体按照新的时间表正常运作。

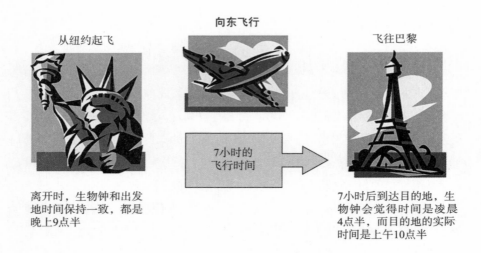

向东飞行

从纽约起飞

飞往巴黎

7小时的
飞行时间

离开时，生物钟和出发
地时间保持一致，都是
晚上9点半

7小时后到达目的地，生
物钟会觉得时间是凌晨
4点半，而目的地的实际
时间是上午10点半

    这种调整应该从上飞机就开始。将手表时间设置为目的地当地时间；尽可能多睡，不要让乘务员提供晚餐或叫醒你；使用眼罩和耳塞；不要饮酒。另外，如果服用一片安眠药，四五个小时后就会醒来，药效就没有了，所以，安眠药不适用于 8 小时或更短时间的飞行。人可能还会有宿醉感、记忆丧失或迷失方向。1987 年，《美国医学会杂志》发表的一篇文章，报道了从北美飞往欧洲的 3 位神经科学家在服用安眠药后的影响。每个人都吃了 1 片安眠药，在航班上喝了酒。抵达后很长时间他们才意识到，没有人记得飞机着陆后 10 小时内自己看到过什么，做过什么。许多经验丰富的旅客会服用褪黑素助眠。有专家建议按照目的地的就寝时间服用 1～3 毫克褪黑素。例如，如果你晚上从北美飞往欧洲，就在飞机起飞前服用此药。但要确保飞机会准时起飞！如果航班延误或取消，你可能会发现自己在不适当的时候处于昏昏欲睡的状态。

    到达目的地后，根据目的地的时间表调整日程安排。如果你早晨到达，请在飞机降落后两小时内多晒太阳，直到身体正常清醒。如有必要，请戴上太阳镜，这将有助于重置生物钟。尽量避免睡很长时间，这样可能会延长调整时间。一些乘务员告诉我，他们到达目的地后，即使很疲惫，也会去锻炼。几小时的锻炼能让他们兴奋起来并在一天中保持清醒，这样他们在正常的睡眠时间可以入睡。

向东飞行小贴士

起飞前
　按目的地的就寝时间服用1~3毫克褪黑素
　重置手表时间
飞行中
　戴眼罩和隔音耳塞
　不要进食，不要饮酒
　睡觉
着陆后
　多晒太阳
　不要小睡
　按目的地的就寝时间服用1~3毫克褪黑素

向西飞行

从东向西飞行则有不同的挑战，因为旅行者会"获得"时间。从巴黎飞往纽约的短途飞行如果在下午到达，旅行者的身体会认为是夜晚。与从西向东飞行不同的是，从东向西飞行时应尽量避免睡太长时间，不要吃东西和看电影。到达后，将时间调整为目的地的时间。如果下午到达，请不要立即长时间入睡，应尽量保持清醒，直到正常就寝时间，以便恢复正常的睡眠时间表。

如果从旧金山飞往东京，通常需要 12 小时，会给乘客带来不同的挑战。如果航班在中午或傍晚之间起飞，则下午或晚上抵达。如果将手表时间更改为东京时间，似乎起飞后 4 小时就会着陆，其实已经是第二天了。而当时只是下午 4 点，你的身体可能会认为时间大致是午夜。

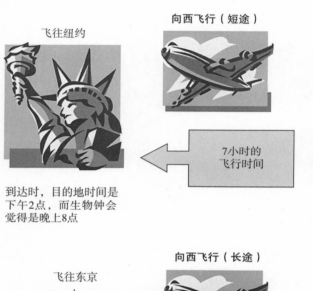

向西飞行（短途）

飞往纽约

巴黎起飞

7小时的
飞行时间

到达时，目的地时间是
下午2点，而生物钟会
觉得是晚上8点

出发时，生物钟和出发
地当地时间一致，都是
下午1点

向西飞行（长途）

飞往东京

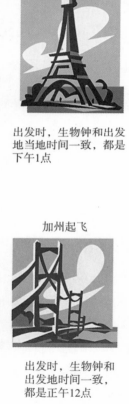

加州起飞

12小时的
飞行时间

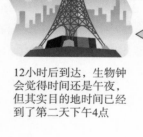

12小时后到达，生物钟
会觉得时间还是午夜，
但其实目的地时间已经
到了第二天下午4点

出发时，生物钟和
出发地时间一致，
都是正午12点

向西飞行小贴示

短途飞行（不超过7小时）
  起飞前
    重置手表时间
  飞行中
    保持清醒，或小睡一会儿
    吃顿饭，但不要饮酒
    看电影、读书，或者听歌，以保持清醒
  着陆后
    在当地睡眠时间之前保持清醒
    按目的地睡眠时间服用1～3毫克褪黑素

长途飞行（12小时及以上）
  起飞前
    重置手表时间
  飞行中
    保持清醒，供餐时吃饭
    不饮酒
    看电影、读书或听音乐，以保持清醒
    下飞机前吃顿饭，但不要饮酒
  着陆后
    目的地睡眠时间前保持清醒

应对时差的8项建议

曾经有位乘务员提供了以下提示，无论往哪个方向飞行，这些方法都可以缓解时差并帮你适应新时区：

保持清醒：如果你到达目的地，仍然是白天，试着抵制小睡的诱惑。如果你必须小睡，在太阳落山之前必须起床。用冷水洗脸，及时到户外呼吸新鲜空气。

制订计划：和朋友一起出去，这会给你一种动力，以抵制床的诱惑。

朋友们会很想见你。不要让他们失望。

锻炼身体：尽管听起来锻炼可能适得其反，但在唤醒疲惫的身体方面，没有比长达三四十分钟的锻炼更能使心跳加快了。如果你在白天锻炼，到晚上，你将会睡得更好。

多喝水：促进排尿，而去卫生间的冲动自然可以帮你保持清醒。

清淡饮食：但一定要确保摄取足够的能量以支撑身体。富含碳水化合物的膳食会给你想睡的冲动，所以不要吃面食、甜食等。高纤维食物，如苹果和花生酱，能提供能量，且能预防便秘。

喝咖啡：尽可能多喝咖啡，但如果你喜欢甜的，放一些甜味剂，以避免摄入过量的碳水化合物。在当地睡眠时间之前的几小时内避免喝咖啡。

尽情欢愉，做自己喜欢的事：保持清醒是一种心理活动。你可以打电话聊天、跳舞、做饭、购物等。做自己喜欢的活动会分散你的注意力，使你暂时忘记疲劳感。

避免久坐：阅读、看电视很可能会让你睡着，应坚持做一些事情，让头脑和身体都动一动。

根据我自己的经验，我给出最后一条建议：如果你要乘飞机参加重要会议，并且必须保持清醒和口齿清晰，请勿在会议当天抵达。记得有一次，我在澳大利亚出席一次医疗会议。当时有美国的专家，也有来自欧洲的专家。大多数参与者坐了大约一二十个小时的飞机。第一场会议是在大多数人抵达的当天举行的，与会者疲惫不堪。第一位演讲者开始展示幻灯片时，灯光很暗，几乎所有观众都睡着了。想象一下，房间里满是睡着的睡眠医学专家的场景……幻灯片展示之后，灯光亮起时，他们才醒过来！虽然展示可能非常出色，但第二天，已经没有人记得讲过什么。所以会议开始前一天到达更好。

　　无论家在哪个方向，坐飞机回家都会导致日夜颠倒。乘客可以花三五天时间从短途飞行中恢复，如果要更好地从长途飞行中恢复过来，返回后几天都不要安排重要的事情。

不断旅行的人如何调整生物钟

　　有些人在不停地出差，他们的工作不允许自己花时间来调整生物钟。世界知名的小提琴家莱昂纳德·施赖伯（Leonard Schreiber）向我描述了他的生物钟模式："我经常在世界各地穿梭，并且必须能在我到达的当天演出。对我而言，最适合的方式就是永远不要去适应当地时间，而是无论什么时候，困了就睡。我睡得很死。我的演奏是无意识的，所以我觉得有时睡着时也会演奏。音乐会结束后，我有时会很激动，几小时都无法入睡，这时我会出去吃点东西。"

　　阳光与我们的生物钟之间存在着一种古老的联系。一个人昼夜作息不规律，就会难以入睡，且难以安睡。有时候，昼夜作息不规律是因为他们的生物钟与大多数人不同。有时候，外出会搅乱生物钟，带来睡眠问题。虽然他们会困倦，但是因生物钟而出现睡眠问题的人，他们的身体通常很健康，只需找到正确的方法来处理即可，如改变工作以适应自然睡眠时间，或者使用时间疗法、调整光照等来控制生物钟。

第 9 章　非常态工作：
夜班、轮班隐藏巨大危害

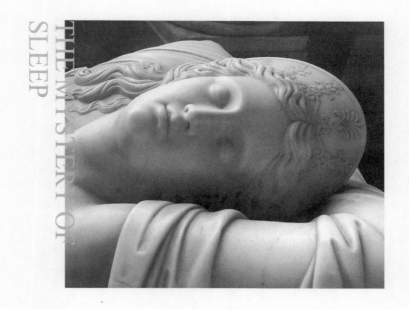

自从"征服"了夜晚之后，人类变了吗？自灯泡发明以来，世界不再黑暗。但夜间不规则的轮班和加班工作导致了睡眠不足和健康问题。

案例

昏昏欲睡的公交车司机

　　某天早晨，一位 30 多岁的女士来向我咨询。她是一名公交车司机。她说自己白天特别困倦，工作时很难保持清醒。在被处分之后，她来向我寻求帮助。我需要先评估她的情况，来诊断她是否因患有相关的疾病而影响正常开车。

　　我开始询问她一些常见的医学问题，看她是否有常见的睡眠问题症状，如睡眠呼吸暂停、嗜睡和严重失眠，这些通常会导致过度嗜睡。但是她没有。我又问了她关于其他可能的疾病，如甲状腺疾病和糖尿病，她说也没有。后来，她说到自己的日程安排，我发现了导致她睡眠问题的原因。她没有患任何疾病，是工作本身令她困倦，从而对他人也构成了威胁。

夜班容易造成严重的睡眠不足

　　如果你知道自己正在做的事可能会增加患以下任何一种疾病的风险：乳腺癌、月经紊乱、肥胖、血脂异常、心血管疾病……你会怎么办？你一定会想知道哪些事可以增加患病风险，由此会想要做些事情来预防和改善。研究表明，夜班工作者比日班工作者患这些疾病的风险更大。事实上，工作时间表和健康风险之间的联系越来越紧密。

　　许多研究表明，轮班和癌症等疾病之间可能存在联系。1996 年，针对挪威无线电和电报操作人员的一项研究表明，夜班工作者的乳腺癌发病率比日班工作者高 50%。2001 年，西雅图弗雷德·哈钦森癌症研究中心的一项研究报告说：上夜班的女性（午夜至上午）比不上夜班的女性乳腺癌发病率高 60%。2008 年，芬兰的一项研究发现，上夜班的男性比不上夜班的男性更容易患非霍奇金淋巴瘤。2011 年，中国的一项研究表明，在半导体制造工厂轮班工作的女性比正常上班的女性怀孕的可能性要小，即使怀孕，婴儿也可能比较瘦小。2012年，丹麦癌症协会发布的一项研究表明，轮班工作可能会增加患乳腺癌的风险，对人体伤害最大的轮班（无论是常规夜班还是轮流值夜班和日班）与患病风险大有关系。丹麦已经批准，对于已患乳腺癌的患者，要给予轮班工作的补偿。2016年的一项研究还表明，夜班工作会增加乳腺癌的风险，特别是绝经前的女性。

　　与日班工作相比，轮班和夜班工作还可能增加患心血管疾病的风险。一个法国研究小组进行了长达10年的科学研究，他们的结论是，轮班工作会影响血压和血脂。2011年，日本的一项研究报告称，夜班护士的心脏循环受到了损害。另一篇发表于2014年的研究表明，上夜班的人比不上夜班的人更容易患与心脏病有关的代谢综合征，如肥胖、高血压、糖尿病。2016年，丹麦的一项研究报告表示，与日班工作的护士相比，夜班工作的护士患糖尿病的风险更高。

　　尽管进行了很多研究，科学家们仍在探索夜班工作与健康之间的关系。例如，为什么夜班会增加乳腺癌的风险？这种联系可能在于人体激素分泌的时机。一些激素，如褪黑素，主要在睡眠期间分泌。最近的研究表明，褪黑素可能抑制某些癌症的发生。2016年，中国的一项研究表明，与健康女性相比，患卵巢癌的女性褪黑素水平较低。夜班工作的人暴露在灯光下的时间比日班工作的人长很多，这可能会导致褪黑素生成量的减少。身体内几乎所有的细胞都有生物钟。2012年，罗格斯大学的研究表明，破坏自然杀伤细胞（可杀死癌细胞）的昼夜节律，可导致实验动物的肺癌生长。另外，所有细胞都有生物钟基因及昼夜节律。2016年，波兰的一项研究发现了控制侵袭性乳腺癌肿瘤和缺乏雌激素受体的细胞时钟的异常基因。从某种意义上来说，夜班可能会"谋杀"夜班工作者。

　　在现代社会，某些工作不仅会给员工带来风险，而且会给所有相关的人都带来风险，比如飞行员、司机等交通运输行业的工作人员。而像医生、护士、麻醉师和其他医疗保健行业的人员，也从事着与生死相关的工作。我们把生命托付给他们，希望他们保持清醒和警觉。但 2012 年美国国家睡眠基金会的一项民意调查发现，交通运输行业的大多数工作人员没有得到足够的睡眠，特别是飞行员，通常他们会喝大量的咖啡因，并通过小睡来抵制频繁的睡意。他们承认由于嗜睡犯过严重的错误。除了计划安排的工作时间长以外，飞行员还必须处理时差问题，这使他们面临更大的睡眠问题风险。

没有人希望飞行员睡眼惺忪地驾驶飞机，也不觉得空中交通管制员能一直集中注意力，因为他们不得不 24 小时轮班。虽然很多工作需要工作人员保持警觉，但运输行业的工作人员更甚，他们昏昏欲睡的后果可能是灾难性的。现在，大多数交通运输行业都有规定工作时长，以及再次工作之前他们的休息时长。

医务人员也处于风险行业之中，因此睡眠不足也可能成为他们的一大难题。2011 年以色列的一项研究显示，医务人员在夜间工作后，更有可能在开车时睡着或发生车祸。在过去的几年中，美国的认证医疗实习生、住院医师和研究生项目的研究生医学教育认证委员会制订了管理医疗实习生与居民工作的时长的规定。在我还是实习生时，一周要工作 100 小时甚至更多。现在，医院的实习生每周工作时间不能超过 80 小时。2010 年哈佛大学的一份报告得出结论，减少或消除 16 小时以上的医疗驻地的轮班工作后，患者健康有了明显的改善。2016 年斯坦福大学的一份报告显示，由每周工作超过 80 小时的实习生或居民照顾的患者（与那些工作时间少于 80 小时的患者相比）留在医院的时间更长，并且更有可能被转移到重症监护病房。目前，关于每周 80 小时的限制好坏，仍然存在一些争议。因为这样医生会更频繁地换班，在医院的时间减少，受的专业指导也会减少，进而导致医学经验减少。

如果本书是 150 多年前写的，那么本节可能就没有写的必要了，因为那时没有电灯或电话，人们在光线较暗的环境工作，天黑时上床睡觉，没有其他办法。甚至晚上阅读都是一件困难的事，因为必须通过燃气灯或蜡烛来进行。当时，美国人每晚平均至少比现在多睡一小时。

后来，电灯改变了一切。时至今日，世界上大多数人口都能获得电力，夜晚也已被"征服"。电力和后来的技术进步导致了我们工作和社交生活的几种趋势，其中一些可能会导致睡眠不足。

不良的工作方式带来了睡眠问题

24 小时工作的世界

当下，世界上几乎每座城市都有许多人从事夜班工作。大医院从不关门，有些工厂昼夜开工，媒体每天 24 小时运作。

20 世纪，随着电力和人造照明等技术在生活中的普及应用，工业家们决定让工厂和机器 24 小时运作，从而提高效率。因此，他们在每个工作日增加了两个额外的班次。20 世纪上半叶，亨利·福特推出了 24 小时的装配线。这一模式很快被很多其他行业用来作为增加市场份额和提高生产力的手段。

24 小时运转的行业数量不断增加，到了今天，这个数量已十分惊人。人们现在 24 小时都可以工作。午夜时，很多人还在家和公司之间来回穿梭，通宵工作的公司就是为这些人服务的，包括广播电台、电视台、便利店、加油站以及所有为这些商业提供服务的公司。这些工作时间会对生物钟造成伤害，对家庭生活甚至人的健康状况都会造成严重破坏。

女性的工作可能会改变，但从来不会结束

在过去的一个世纪，女性逐渐涉足了以前被男性"独占"的行业，并在

工作领域取得了巨大的进步，包括需要特别警觉的高风险工作，如长途卡车司机、飞行员、外科医生、警察、士兵和消防员中，都有女性工作者。

　　然而，尽管女性在职业生涯中取得了长足的进步，但全世界大多数家庭中，做家务的大部分还是女性。通常，女性会实时关注家人的健康问题，以及安排孩子的课外辅导课程和活动。女性仍然会熬夜带小孩、做饭、打扫厨房。虽然越来越多的男性开始承担起这样的任务，但在照顾家庭方面女性仍然承担着不可或缺的角色。在美国，单亲家庭中由女性做主导负责人的数量至少比男性多 4 倍。因此，许多女性从事两份工作：白天专注于工作，夜间和周末照顾家庭。

孩子受到的影响

　　今天的孩子可以享受以前的孩子几乎都没有的活动。在我青少年时期，当时的大多数孩子可以参加的课外活动是钢琴课，下午还有几节俱乐部课。现在，有些孩子甚至可以参加几十种自己感兴趣的活动，从艺术体操到武术、辩论、国际象棋等。不过，一天试图 24 小时都参加活动可能会导致睡眠不足。孩子平均需要的睡眠时间比成人要长，但在当今繁忙的世界中，他们并没有得到充足的睡眠。

　　这些现象造成的结果是，如今的人们过度地工作。而工作越多，睡得越少，生病的可能性就越大。2003 年美国发表的一项关于护士睡眠和健康的研究发现，在 71000 名护士中，睡眠时间少于 5 小时的护士 10 年后患心脏病的可能性要比睡眠 8 小时的护士高 45%。2002 年美国国家睡眠基金会针对 1010 名 18 岁以上的成年人的一项调查发现，睡眠越少越容易感到不适。平日睡眠时间超过 6 小时的人更容易对生活感到乐观和满意，而睡眠时间不到 6 小时的人更容易感到疲倦、压力大、悲伤或愤怒。

当今世界正在沉迷于速度、通信、生产力和全球竞争之中，而且在短期内情况不太可能改变。我有一些同事每天花 2～4 小时上下班。即使他们中的许多人驾驶着高档舒适的汽车，路上也可能花费太多时间。一个人每天花两小时上下班，一年工作 48 星期，那么他一年在路上就会花 480 小时。有些人在凌晨 4 点半到 6 点就从家出发，以避开交通高峰期，下午很晚才下班。结果是，早晨他们可能看不到自己的家人，晚上九十点钟就要睡觉，只有很短的时间陪伴家人。

所以，即使人们的时间安排不会致使他们患病，24 小时工作也会影响他们的生活质量。不过，尽管我们不能改变世界，但可以通过调整工作来改善生活质量。

如何在忙碌中睡好

当今世界，人们往往会优先考虑金融需求（支付租金或抵押贷款、找工作等）而非生活质量、健康和家庭。但生活因工作时间安排受到严重影响的人，需要通过做一些事情来改变现状。如可以制订一张符合实际的价值清单和优先级清单，将那些不太重要的项目向后放。一旦清单缩减到两三件最有价值的事情时，你就需要考虑自己的生活方式是否可以支撑这些价值，你是否将时间花在了更重要的事情上。如果你觉得花时间陪伴孩子的价值更大，但自己的日程安排却不允许，那么你就需要更改日程安排。

如果你因为每天在上下班途中花两三个小时，或上夜班及其他混乱的轮班而无法做一些最重要的事情，那么你需要换一份工作，让自己能够完成那些重要的事情。如果某项工作计划让你感到疲倦和烦躁，或正在影响你的健康，你需要考虑更改计划或换工作。我已经多次使用这些方法，提醒一些 40 多岁、有睡眠问题的人（原因是过度肥胖），如果你仍然保持病态肥胖，也不积极治疗严重的睡眠问题，那陪伴自己孩子的时间恐怕都没法保证了。如果这对你来说很重要，你就需要解决这个问题，制订一个减肥计划，并治疗睡眠问题。

换岗

对于需要上夜班或不定期轮班的工作，许多人需要考虑的一个重要问题是是否要选择这个工作，或者继续做这样的工作。轮班工作者需要解决一些问题，如获得适量的睡眠以保持健康；避免让自己或他人处于危险中；工作富有成效和享受家庭生活。要解决这些问题，首先要确定自己的生物钟是否可以适应轮班工作。请记住，那些夜晚能保持清醒的人通常正与自己的生物钟作斗争，就好像他们每隔几天就要经历一次时差。其次，夜猫子更倾向于从事轮班工作。他们的身体想在晚上保持清醒。生物钟较晚的人经常会发现夜班工作很适合自己的生活需求。有些人的生物钟甚至可以让他们毫不费力地轮班或换班。

事实上，那些熬夜或上夜班的人正在毁掉自己的生活。这些人需要思考并决定轮班工作（有活干，可以赚取额外薪酬）是否值得。

考虑轮班工作的人应该尝试找出最适合自己的工作类型。固定的班次有定期的时间表，在这个班次内，人总是在同一时间工作。而轮班工作的人在一个班次工作几天，然后休息几天，再切换到另一个班次。他在每个班次工作的天数可能会有所不同，班次的轮流方向也可能会有所不同。比如一个时间表可能要求他连续工作 4 个晚上，然后休息 3 天，再连续工作 4 个白天。

从白天（上午 8 点到下午 4 点）到晚上（下午 4 点到午夜），再到夜间（午夜到上午 8 点），是顺时针方向轮班，而从白天（上午 8 点到下午 4 点）

到夜间（午夜到上午 8 点）到晚上（下午 4 点到午夜）则是逆时针方向轮班。如果时间表没有规定的模式或者要求工人随时工作（如长途卡车司机），则时间表被称为不规律时间表。

　　一般来说，固定时间表比轮班时间表更有助于形成正常的睡眠模式和生活方式。而顺时针方向轮班比逆时针方向轮班好。人们应避免那些没有足够时间处理家庭问题或进行社交的工作时间表。

应对工作日

　　人们不应该将无聊的任务留到一天的最后，因为他们可能会发现很难完成。从事危险工作的人或从事可能对其他人造成危险的工作的人，如重型机械操作员、船舶驾驶员、空中交通管制员，应确保有一套合适的系统，使他们在疲惫时可以放心休息。他们甚至可能会要求同事在自己看起来似乎失去警觉时进行提醒，并会提醒对方。另外，尽可能长时间待在光线充足的地方，这将有助于保持清醒，而吃健康营养的餐点和小吃有同样的效果。

　　在工作日的适当时间进行午睡，对轮班工作者来说也很重要，尤其是不规律轮班的员工。员工应该了解公司是否有午睡的政策。对于一个非常疲倦的人来说，即使短暂的十几分钟的小睡，也有益于他保持几小时的清醒。例如，越来越多的航空公司开始允许副驾驶在长途航班上休息。然而，小睡时间一定不能太长，陷入深度睡眠的人醒来时可能会比睡前更昏昏沉沉。疲惫的员工不应该在休息时间吃甜食、喝咖啡，而应该考虑找个地方小睡一会儿。

　　当然，有些人会用咖啡因来保持清醒。

轮班结束后

有一些技巧可以帮助夜班工作者管理睡眠时间表并保持安全和健康。首先，他们应该考虑拼车。除了节省汽油外，几个人一起乘车可以帮助司机保持警觉。如果对他们来说开车不安全，雇主可以为轮班员工提供出租车服务。如果户外阳光明媚，戴上环绕式太阳眼镜对计划到家后尽快入睡的人很有帮助，因为早晨接触到明亮的光线可能会导致生物钟重置，使其难以入睡；其次，还应该避免在睡前吃大餐或饮酒，因为晚上吃一顿丰盛的大餐会让人更难入睡，并可能导致体重增加。饮酒则可能会导致人没睡几小时就醒过来。调整或管理有难度的工作时间表时，不建议服用安眠药，尤其是医学上安全性还不确定的药物。

夜班工作者还应确保家庭环境有利于白天睡眠。可以安装使卧室昏暗的厚百叶窗，将手机设置为静音或关闭状态。

夜班工作者还需要与家人和朋友沟通睡眠需求，以便所有人都能遵守他们的睡眠时间表。他们甚至可能需要向邻居解释自己的工作需要轮班，必须在白天睡觉，因此要求邻居在哪些日子不要制造可能会影响睡眠的噪声。最重要的是，白天睡觉的人应该做必要措施，以确保任何形式的噪声干扰最小化。如果噪声不可避免（如住在机场附近），戴耳塞很有帮助。

当今世界，一天 24 小时都有人在工作。这样虽然会提高生产力，但社会也会为此付出很大的代价。上夜班及不定期轮班的人睡眠越来越少，由此导致的健康问题和生活质量的下降都不容忽视。

要点总结

1. 患者描述自身症状越准确、越具体，医生越有可能诊断出问题所在。

2. 一旦新生儿在睡前学会自己平静下来，然后入睡，他们在晚上醒来时也可以自己睡着。

3. 建立一个健康的睡眠模式至关重要。父母应确保婴儿每天早晨大致在同一时间醒来，并且每晚大约在同一时间上床睡觉。

4. 尽管人们的生物钟在某种程度上受基因影响，但研究人员发现，有两种方法有时可以有效地改变生物钟。一种方法是时间疗法，包括调整睡眠时间，让睡眠者每隔几天连续晚两小时上床睡觉，直到他昼夜不停地工作。另一种方法是调整光照，这种方法有助于调节生物钟。

5. 考虑轮班工作的人应该尝试找出最适合自己的工作类型。一般来说，固定时间表比轮班时间表更有助于形成正常的睡眠模式和生活方式。

PART 4

影响睡眠的身心疾病

Part

THE MYSTERY
OF SLEEP

第 10 章　十大生理疾病：任何健康问题都可能破坏睡眠

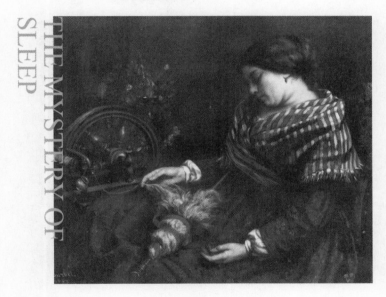

为什么诸多医学疾病，如激素异常、糖尿病、心血管疾病和关节炎，会导致睡眠问题？

案例

思维减缓的女士

　　我曾接诊过一位70多岁的女士，她口齿清晰，但表现得很压抑。仅从候诊室走到我的办公室这短短一段距离，就让她喘不过气来。我让她坐下来，尽量使她放松，开始询问她，期待她把注意力放在睡眠问题上。然而，她告诉我，她的脑海里笼罩着一片"黑幕"，她不能再做视觉艺术家的工作。当时，她正在准备一场艺术展，但她无法工作。虽然她承认自己睡眠不好，但她坚持认为，自己的主要问题是创造力被那块"黑幕"阻挡了。

　　医生认为这位女士的主要问题是失眠，并把她转介到了睡眠诊所。我对她进行了检查，发现她的肺部有杂音，踝关节肿胀。直觉告诉我，她身体的其他器官出了问题，导致她失眠。检查结果显示，她的呼吸模式与心力衰竭患者一致。

　　失眠往往是一种疾病的症状。当一个人失眠时，他应该先咨询医生，确定症状的原因后再接受治疗。除了前文讨论的触发因素之外，失眠也可能由许多不同的健康问题引起。睡眠问题常常表明身体有其他问题，有时可能很严重。几乎涉及每个器官、系统的疾病都可能导致睡眠问题。这就是为什么医生必须要询问患者的睡眠状况（事实上直到现在，他们也很少这样做），并且让患者在看病时开诚布公地说出自己的睡眠问题。

　　你会发现，任何慢性疾病都可能与睡眠问题有关。糖尿病、肾功能衰竭、关节炎、帕金森病、心力衰竭和癌症都可能导致睡眠不适。而许多精神疾病如抑郁症、双相情感障碍、强迫症，也会有失眠的症状。神经疾病、肺部疾病、心血管疾病、泌尿系统和胃肠道疾病，会影响呼吸道和激素水平，从而导致睡眠问题。而各种睡眠问题也与癌症有关。

神经系统疾病

　　神经系统由脑、脊髓和神经组成，由于控制睡眠的系统位于大脑，所以神经系统紊乱可能会导致睡眠紊乱。

阿尔茨海默病

　　阿尔茨海默病是一种神经系统退化的神经退行性疾病，通常与 β 淀粉样蛋白有关，它会阻塞正常的脑细胞及其相互结合的能力。作为对感染的反应，炎症也许在其中起了一定的作用。疾病的进展可能非常迅速，也可能缓慢，脑功能（包括睡眠能力）需要很多年才逐渐丧失。

　　路易体痴呆（dementia with Lewy bodies, DLB）是一种不太常见的疾病，与阿尔茨海默病有一些共同的症状。其中认知衰退和记忆力问题是主要症状。

　　有关阿尔茨海默病患者的统计数字很惊人。在美国，2016 年，估计有500 万人患有这种疾病，到 2050 年，这个数字将达到约 1400 万人。由于女性的平均寿命比男性长，因此患阿尔茨海默病的女性的患病率高于男性。也有人提出，在特定的年龄组中，女性比男性更容易患阿尔茨海默病。丹麦的一项研究估计，100 名 90 岁以上的女性中，有 80 人患有阿尔茨海默病；100 名 90 岁以上的男性，只有 24 人患有阿尔茨海默病。除了主要症状之外，42% 的阿尔茨海默病患者都感到抑郁。

　　最近的研究表明，睡眠呼吸暂停可能会导致阿尔茨海默病患者的认知衰退。因此，治疗睡眠呼吸暂停可能会延缓认知功能的下降。这是一个令人兴奋的进展。患有严重的阿尔茨海默病的人在夜间大多数时间可能都是清醒的，而且许多人可能会昼夜失调：白天小睡，夜晚清醒。此外，一些阿尔茨海默病患者可能会经历"日落反应"，这种情况通常发生在下午晚些时候或傍晚，患者会变得焦虑并产生幻觉。医学界认为，这种症状可能与生物钟失调有关，或者是由于睡眠质量差所致。日落反应在普通老年人中也很普遍，约五分之一的老年人会发生日落反应。

最近的研究表明，白天多在光亮处活动有助于改善夜间睡眠，因为这有助于重置患者的生物钟。

头痛

头痛可能与睡眠及其他临床疾病有关。有些患有睡眠呼吸障碍的人会因为头痛醒来。例如，头痛在睡眠呼吸暂停患者中很常见。呼吸不足时，血液中的二氧化碳水平会升高，导致脑血流量增加，给大脑带来额外的压力。一些患者在入睡时总感到明显的头痛。这些可能偶尔发生或几乎每晚发生。医学界对这类头痛知之甚少。

头痛在女性中更常见。唯一的例外是丛集性头痛，这种不常见的头痛类型在男性中更常见。头痛严重的人往往难以入睡安眠。对睡眠有严重影响的两种头痛是偏头痛和丛集性头痛。

偏头痛。偏头痛的女性比男性多 3 倍，而且可能会致残。这类头痛通常仅影响头部的一侧，有时患者还会伴有恶心和呕吐，以及对光、声音和气味的敏感度增加。对许多人来说，偏头痛会反复发作，尽管随着年龄的增长，他们的发病症状会减轻。在偏头痛发作前的 10 ～ 30 分钟，许多人开始看到闪烁的物体、锯齿线和波浪形图像。有些人经历幻觉，甚至暂时失去视力。这类头痛不仅会干扰睡眠，而且造成的睡眠不足也会导致偏头痛频繁发作。我建议患有严重偏头痛的人由专门研究头痛的神经科医师进行诊断和治疗。

丛集性头痛。丛集性头痛也许是头痛中最严重的一种。头痛发作在短时间内以簇的方式或一个接一个地发生，通常持续 2 ～ 4 个月。发作期间，患者每天可能会有 2 ～ 10 次头痛，而且会像发条一样在每天的同一时间发生，直到一个周期结束。几个月甚至几年后会出现下一次丛集性头痛。

丛集性头痛通常位于头部和面部的一侧，症状从患侧眼睑下垂、撕裂、瞳孔扩大开始，5 ～ 10 分钟之后疼痛变得难以忍受。头痛通常持续约 30 ～ 45 分钟（严重的会持续两小时）。一旦头痛开始消退，疼痛可能在 5 ～ 10 分钟内消失。这种头痛很严重，患者会步态不稳，身体摇晃，有时候会用头撞墙，以阻止疼痛。这类头痛通常在睡眠中开始，尤其是在睡梦中（快速眼动睡眠），并且疼痛经常会"唤醒"患者。患有丛集性头痛的人应该寻求医生帮助。丛集性头痛的男性人数大约是女性的两倍，所以一些医生在为女性诊治时经常会忽略这种疾病。患有这种疾病的女性应该尽可能准确地描述症状。这类患者在呼吸氧气以及服用治疗偏头痛的药物后会有好转。

帕金森病

帕金森病是产生多巴胺的大脑部位出现的常见神经问题。帕金森病影响着全球 1000 多万人。这种疾病会引起不自主的行为，包括发抖、面具脸和异常步态。帕金森病在老年人中更容易发生，男性人数比女性多 50%。

大约 60% 的帕金森病患者难以入睡或难以安眠。不宁腿综合征和睡眠时腿部反复抽搐在这些患者中很常见。他们可能会在夜间醒来，不能再次入睡。有时候，患者会日夜颠倒。

大约三分之一的患者存在快速眼动睡眠行为障碍。有这种情况的患者可能会伤害自己或伴侣。许多患者在醒着的时候也会出现可怕的幻觉。由于快速眼动睡眠行为障碍、睡眠呼吸暂停、运动障碍或服用了对抗疾病的药物，患者白天可能经历严重的嗜睡。

肺部疾病

肺部问题，最常见的是哮喘和慢性阻塞性肺疾病，夜间会引起过度咳嗽、喘息或气短，还会导致失眠。

哮喘

哮喘是支气管收缩导致咳嗽和呼吸急促引起的。30 岁以前，男性比女性更容易患哮喘；30 岁以后，女性患者比男性多一倍。这一点很重要，因为年轻时的治疗效果会更好，而在以女性为主的年龄较大的人群中，疗效要小得多。女性患哮喘的概率比男性高 70%。

药物通常可以缓解哮喘的症状。而对于一些人来说，哮喘治疗后没有好转的第一个迹象是，他们喘息时会从睡梦中醒来。有时由于咳嗽而惊醒的患者不理解发生了什么。一些因失眠而转诊给我的患者，只有在进行睡眠检测之后才明白是咳嗽影响了他们的睡眠。

慢性阻塞性肺疾病

长期吸烟者会患有慢性阻塞性肺疾病。这往往是不可逆转的，甚至可能会致命。研究表明，烟草对女性肺功能的负面影响大于男性，女性更容易因慢性阻塞性肺疾病住院。与哮喘一样，咳嗽和气促是慢性阻塞性肺疾病的常见症状。另外，由于大多数慢性阻塞性肺疾病患者一直吸烟，所以在夜里会因为想吸烟而醒来。有些人在早晨醒来，肺部充满了痰液，为了正常呼吸，他们不得不咳嗽。这些患者因为咳嗽和气短惊醒后，难以安睡。

心血管系统疾病

最近的研究表明，心血管疾病会导致睡眠问题，而睡眠问题反过来也会加重心血管疾病。

心绞痛

心绞痛发生时，心肌会突然间暂停接受足够的血流量，但心肌不会受损。主要症状是劳累引起的胸痛，患者在停止运动或服用扩张冠状动脉药物的几分钟后，症状会得到缓解。有冠状动脉疾病的患者在睡觉时可能出现心绞痛，如果患有睡眠呼吸暂停，或者在睡觉时总做梦，心脏的动脉可能会进入痉挛状态。有这种症状的患者应该向医生详细说明。

心脏病发作

当心肌突然失去血流时，会发生心脏病（心肌梗死），而心肌劳损、心血管病（冠状动脉）是最常见的原因。患有心脏病的女性的症状可能与男性有所不同。虽然胸痛被认为是心脏病发作的典型症状，但 2003 年底美国的一项研究发现，43% 的女性在心脏病发作时没有胸痛症状。然而，在心脏病发作的女性中，70% 的人时常感到疲劳，大约 50% 的女性在发作前的几周内睡眠不好。疲劳是最常见的症状。

心力衰竭

心力衰竭（通常称为充血性心力衰竭）发生在心肌功能减弱，无法抽出足够的血液以满足人体对血液和氧气的需求时。原因有很多，最常见的是心脏病发作，心脏永久性受损。虽然心力衰竭通常被认为是影响男性的一个问题，但统计数据表明，心力衰竭对于女性而言更严重。死于心力衰竭的患者中，女性多于男性。

有些心力衰竭患者会发展出某种睡眠呼吸模式，有时会逐渐加深，然后逐渐变浅；有时呼吸会在短时间内完全停止。为了重新开始呼吸，大脑必须经历微型清醒。在每分钟内如果呼吸过多与呼吸过少相继发生的情况重复一次，则是睡眠呼吸暂停的征兆，会导致失眠。心力衰竭患者在夜间难以入睡，有时醒来时经常呼吸困难，感觉自己必须坐起来才行。一些用于治疗心力衰竭的药物也会扰乱睡眠。

心力衰竭患者可能会同时面临极度困倦及无法入睡（因为睡眠被打乱）的状况。目前，相关的研究仍在继续，医学界正在检测氧气和呼吸装置的作用，这些装置将用于呼吸模式正常化。

心悸

有些人在夜间因为心律异常会醒来。他们可能会注意到，自己的心跳节奏似乎非常快或非常慢，或者可能会感到心跳不规律，比如感觉到额外的心跳节拍或心跳暂停。他们可能会注意到自己晚上总是起床小便。有些人则会被噩梦吓醒。在这些情况下，心悸也许不是健康问题，而是心律失常，这应该由医生来评估。

有些人从睡眠中醒来，心跳加速，出汗，还有濒临死亡的感觉。有时这种厄运即将到来的感觉是由恐慌引起的，主要发生在夜间。它也可能是创伤后应激障碍的症状。这些都可能导致患者产生睡眠恐惧。

高血压

心脏会将血液泵入身体其他部位。心脏泵血的量和速度以及动脉血流阻力决定了动脉内的压力。这种抵抗力可能因动脉粥样硬化（atherosclerosis）等疾病而增加。为了使血液通过受限动脉，动脉的压力会增加。长期的血压升高被称为高血压，这是导致心脏病、中风和肾脏疾病的主要原因，都与睡眠问题有关。测量血压时，医生会记录两个数字：收缩压（正常值为120mmHg）是心脏泵送时的压力，舒张压（正常值为80mmHg）是心脏放松时的压力。当收缩压大于140mmHg或舒张压大于90mmHg时，即为高血压。高血压非常普遍，患者会随着年龄的增加而增加。高血压一般采用药物疗法和改变生活方式治疗法，如饮食调整和运动。

现在，科学家已经发现，睡眠呼吸暂停会导致高血压，从而使药物控制血压更加困难。另外，一些用于治疗高血压的药物，如 β 受体阻滞剂，可能会导致失眠和噩梦。

泌尿系统疾病

泌尿系统由两部分组成。一是肾脏，控制着体内的液体平衡，使电解质（如钠和钾）维持在安全的水平范围内，并在排尿的同时排出毒素；二是将尿液从肾脏输送到储存尿液的膀胱的管道。当膀胱充盈时人会排尿，尿液在离开身体之前会通过尿道。男性的尿道前挨着膀胱的部位有前列腺。

当一个人减少液体摄入时，肾脏会试图保留体内水分，于是尿液浓缩。但是患有某些肾脏疾病的患者，如肾功能衰竭患者，尿液则不会浓缩。这些患者的泌尿系统会产生过多尿液，他们每晚不得不频繁地去厕所，影响睡眠质量。如果肾功能衰竭，患者需要进行透析，他们经常会经历非常严重的运动障碍或不宁腿综合征，从而影响睡眠质量。更年期女性和老年男性（特别是前列腺肥大的人）晚上会更频繁地去厕所，并且难以再次入睡。未接受治疗的睡眠呼吸暂停患者经常会在夜间排尿。

胃肠道疾病

有迹象表明，以下几种常见的胃肠道疾病会影响睡眠。

胃食管反流

人的食管底部（将食物从口中输送到胃）是保证胃酸不进入食管的括约肌。有时这种括约肌功能会出现异常，胃酸进入食管（反流），引起胃灼热。在最严重的情况下，胃酸会损伤食管，也就是胃食管反流，男性和女性的发病概率无差别，但超重或孕期女性患病风险较高。

当胃食管反流发生在夜间时，会导致患者难以入睡和安眠，它会以各种方式影响睡眠者。胃酸可能会一直流到口中，睡眠者会由于一种苦味或严重的咳嗽和窒息而醒来。如果胃酸触及声带，有时会诱发痉挛，患者会觉得无法呼吸，好像自己将要死去。另外，胃食管反流会引起胃灼热，经常导致睡眠者醒来。研究表明，即使胃酸进入食管且没有导致疼痛，也可能唤醒睡眠者。

消化性溃疡病

当胃酸过多时，或分泌的胃酸超过了人体能承受的量时，胃或十二指肠内会形成溃疡。通常这种疾病是由幽门螺杆菌感染引起的。一些药物，如某些非甾体抗炎药，即使按照规定服用，也会引起溃疡。患有消化性溃疡的人经常在睡觉后一两个小时醒来，可能是疼痛或者饥饿感引起。吃些食物或服用抗酸药物往往可以暂时缓解疼痛。消化性溃疡可引起严重的并发症，如肠道出血。如果疼痛剧烈，应该寻求医疗帮助。目前，比较好的治疗方法，如抗生素和质子泵抑制剂，可用于消化性溃疡的治疗，这些药也可以帮助患者恢复正常的睡眠。

鼻窦疾病

多年来，我观察到有很多人躺下后就开始咳嗽。在咳嗽开始之前，他们经常感冒或鼻窦感染，白天不咳嗽，一躺下就会咳嗽。躺卧可能导致鼻窦内分泌液体，一些分泌物与声带接触后，会导致咳嗽。对于一些人来说，发现真正的病因可能会持续数月，患者可能会被诊断为哮喘等肺部疾病。同时，咳嗽会导致患者夜间惊醒，影响睡眠时长和睡眠质量。

与激素有关的疾病和病症

糖尿病

大多数涉及激素生成的疾病都会导致睡眠问题。有些疾病很常见，有些在女性人群中比在男性人群中更常见。其中最常见的是糖尿病。

当一个人患有糖尿病时，身体不能产生足够的胰岛素，或者身体对胰岛细胞的作用有抗拒性，从而导致高血糖。糖尿病的患病率因民族和种族而异：白人美国人 7.6%、亚裔美国人 9%、西班牙裔美国人 12.8%、非裔美国人 13.2%、美洲印第安人 / 阿拉斯加原住民 15.9%。研究表明，约有 50% 的糖尿病患者有睡眠问题，原因有很多。比如，血糖过高时，肾脏将糖过滤入尿中，患者尿液增多，于是频繁上厕所，影响睡眠。

此外，糖尿病患者夜间可能会出现血糖水平过低的情况，导致出汗、饥饿、心跳加快等症状，通常是因为服用过多胰岛素或睡前饮食过少。

最严重的情况下，糖尿病患者会患上神经疾病。这可能会导致患者双腿过度运动或不舒服，如不宁腿综合征或疼痛，使患者不能入睡。此外，神经病变可能影响胃肠道的神经，一些糖尿病患者晚上会腹泻，影响睡眠。

甲状腺疾病

甲状腺位于喉结正下方、气管（上呼吸道）的前方。这个重要且敏感的腺体能产生甲状腺素，此种激素参与调节身体大部分细胞代谢。甲状腺疾病在女性人群中的患病率比男性高 5 倍。

甲状腺肿。在一些人身上，甲状腺肿大到一定程度会阻塞后方的呼吸道。大多数时候是由于细胞增大引起，有时是由于碘缺乏引起，这种情况被称为甲状腺肿。当腺体变得过大，呼吸道明显被阻塞时，患者可能出现睡眠呼吸暂停。此时，通常选择手术治疗来切除肿大的甲状腺。

甲状腺功能减退。有时，甲状腺不能产生足够的激素，这种情况被称为甲状腺功能减退，可能持续数月甚至数年，主要症状有皮肤粗糙、干燥，脱发，体重增加，有时会发展成肥胖。体重增加是由于缺乏甲状腺素导致机体代谢率下降造成的。在这种情况下，患者会像往常一样吃同样的食物，但因为燃烧的卡路里较少，所以体重会增加。女性患甲状腺功能减退的概率至少是男性的两倍。

甲状腺素缺乏的重要症状包括疲劳感（肌无力）和嗜睡，这种症状可能是毁灭性的。当疾病严重时，患者实际上可能会失去知觉，并产生严重的呼吸问题，须立即治疗。其中一个原因是甲状腺素缺乏的患者会感到困倦，可能是睡眠呼吸暂停，这种状态通常会持续发作，因为患者的舌头会变得太大，导致在睡眠时阻塞呼吸道。

理想的治疗方法是甲状腺素替代疗法，这种疗法通常非常有效。患者需要定期去看医生，以监测剂量。

甲状腺功能亢进。甲状腺功能亢进（简称甲亢）也是一种常见的甲状腺功能障碍，女性比男性更常见（高 5 ～ 10 倍）。患者体内会产生过多的甲状腺素，机体代谢的能量超过摄入量。甲亢的患者会在短时间内出汗、发抖、体重减轻。有时候这种疾病会使他们的眼球向外凸起，被称为格雷夫斯病。甲状腺素过多的患者可能会觉得自己很难入睡安眠。他们经常在晚上出汗，做噩梦后惊醒。这些患者在白天昏昏欲睡，因为过量的甲状腺素会降低肌肉力量，所以他们身体很虚弱。此外，甲亢可导致心跳猛增、头晕、昏厥等症状。心率过高也会使睡眠者醒来。甲亢是一种严重的疾病，应由专业医护人员进行治疗和监测。

垂体疾病

垂体会产生某些激素，调节身体其他部位激素的生成。有两种垂体异常症可影响睡眠：肢端肥大症和垂体瘤。

肢端肥大症。肢端肥大症患者的垂体生成了过多的生长激素。生长激素过多的影响取决于患者是否已停止生长。有这种情况的孩子可能会长得非常高，称为巨人症。巨人症患者的外表与常人有显著不同。除了极高的身高，由于过量的生长激素，他们的颌骨和额头比正常人的要大。当停止生长的人开始分泌过量的生长激素时，身体的某些部位可能会重新开始生长，例如下颚和脸的其他部分，甚至手脚。如果不控制，可能会对身体造成毁灭性影响，如心脏可能变得过大，出现衰竭，严重的关节炎可能随之而来，也可能会出现睡眠问题。肢端肥大症患者由于舌头大，睡眠时可阻塞呼吸道，导致严重的睡眠呼吸暂停。

我的一位患者曾经成功地治疗了肢端肥大症，手术切除了她的一部分垂体。在医生意识到可能是肢端肥大症引起睡眠呼吸暂停之前，这名患者一直有嗜睡症状。这种疾病也可能引发糖尿病或其他激素异常，特别是当过量的激素是肿瘤引起时。

垂体瘤。垂体瘤变得过大时，会挤压腺体的正常部分并压迫下丘脑的重要区域。当发生这种情况时，负责调节睡眠和清醒的系统可能无法正常运作，并且患者可能会严重嗜睡或进入随机睡眠模式，即在不适当的时候入睡。但是，如果肿瘤仍在增长，就难以诊断；如果肿瘤变得足够大，压迫与视力有关的神经时，可能会损害患者的周边视觉。医生很容易诊断这种症状。垂体瘤还会压迫腺体内的正常组织，从而减少其他激素（包括性激素）的分泌。医生在诊断和治疗垂体疾病时会通过另一个迹象判断：耻骨区和腋下的毛发量是否减少。垂体瘤可直接影响睡眠，或导致其他影响睡眠的健康问题。

关节炎、纤维肌痛和慢性疲劳综合征

这几种疾病有相似症状，如疼痛、睡眠不安、睡眠不好。当患者清醒时，他们可能会觉得自己好像根本没有睡觉，或者睡得不够。

关节炎。许多类型的关节炎是由于关节部位疼痛的慢性炎症（或破坏）引起的。有些关节炎（如发生在臀部和膝盖）影响较大，而另一些只影响四肢末端的较小关节。这些情况会导致严重的失眠。类风湿性关节炎等关节疾病在女性中发生的概率比男性高约 3 倍。

纤维肌痛。女性经常受到一种被称为纤维肌痛的病症的影响，这种情况与对肌肉和其他部位的疼痛过度敏感和感知有关。通常女性患者比男性多 9 倍。纤维肌痛患者称，在睡眠不好的夜晚，疼痛更难以忍受。任何痛苦的感觉都可能导致睡眠困难、白天嗜睡、疲劳或疲倦。

慢性疲劳综合征。慢性疲劳综合征患者主要抱怨自己严重的疲劳感（不是嗜睡），休息后疲劳感也不会消失。这种疾病也被称为肌痛性脑脊髓炎（侧重于肌肉和脑部分）或系统性劳累不耐受疾病。慢性疲劳综合征患者不能做正常的体力活，因为这会导致患者长时间（通常超过 24 小时）严重疲劳。除了记忆力和注意力方面的问题之外，患者还与患有纤维肌痛的人有几种相似症状：疼痛、失眠和非恢复性睡眠。目前，医学界尚未确定这种综合征的原因，也没有找到具体的治疗方法。不过，2016 年的一份报告指出，经常锻炼可能有助于缓解患者的睡眠问题和疲劳症状。

癌症

有时候，未确诊癌症的患者可能会出现睡眠问题。如前文提到过的不宁腿综合征患者，他们体内铁蛋白水平低，也就是说体内铁元素水平低。事实证明，他们的胃肠道发生了缓慢的出血性癌变，睡眠问题症状在癌症诊断之前就存在了。有些癌症患者会出现盗汗，例如淋巴瘤患者。

确诊的癌症患者可能因各种原因而出现睡眠问题。诊断本身会导致精神压力，引起失眠。此外，特定器官的癌症可能导致与该器官有关的睡眠问题。例如，肺癌患者可能会因呼吸急促而醒来，胃癌患者则会因为疼痛而难以入眠。一些治疗癌症的方法，如化疗，可能会导致严重的症状，如恶心和呕吐，这也会影响睡眠。

2002 年，美国一项研究报告指出，癌症患者中最常见的问题有疲劳（44%）、腿部躁动（41%）、失眠（31%）和白天过度嗜睡（28%）。睡眠问题在肺癌患者中最普遍。失眠和疲劳在乳腺癌患者中更为常见。

一些治疗乳腺癌或卵巢癌的方法可导致更年期症状的迅速发作，这会干扰睡眠。一些接受过化疗或放疗的癌症患者可能会发生严重的白天嗜睡或重度疲倦状况。有些患者甚至出现神经病变（神经损伤）和其他由于化疗药物引起的不宁腿综合征症状。

在癌症不可痊愈的情况下，有些治疗可用于缓解疼痛，以提高有睡眠问题的患者的睡眠质量。2016 年的一项研究发现，认知行为疗法可以改善乳腺癌幸存者的睡眠质量。

疼痛

任何疼痛都可能导致失眠。除非通过药物疗法或关节置换手术，否则关节疾病患者的睡眠可能会长期受到干扰，并且疼痛无法得到缓解。研究表明，关节疾病或腰椎间盘突出患者可能会患上不宁腿综合征。

治疗的第一步就是处理引起疼痛的问题，如果不起作用，患者可能需要通过药物或按摩来缓解疼痛。如果这些都无效，患者应该被转诊到专业的疼痛治疗机构。

另外，有创伤性脑损伤的人也会有严重的白天嗜睡或失眠现象。受伤后，大多数患者会长期卧床，睡眠时间加长。这可能与控制睡眠和清醒的大脑中枢受损有关。嗜睡可能会持续很长时间。

失眠有很多形式，很多症状，还有很多原因。这提醒医生要警惕患者是否有严重的健康问题，这样做可以挽救患者的生命。在某些情况下，失眠者最不需要的是安眠药。所以在任何情况下，诊治患者的第一件事是进行明确的诊断。

许多健康问题会导致睡眠困难，有时诊断睡眠问题可以发现健康状况。由于一些健康问题通常在男性中更常见，因此医生在诊断女性时更缓慢，反之亦然。

记住：永远不要忽视睡眠问题。

第 11 章 四大精神疾病：精神状态与睡眠状况相互影响

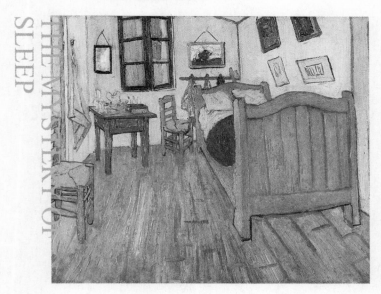

睡眠问题会导致精神疾病，或者类似的疾病吗？睡眠问题是所有精神疾病患者的一个非常普遍的特征，而用于治疗精神病的药物可能导致失眠、白天嗜睡和不宁腿综合征。

案例

由于压力过大而嗜睡的女士

　　曾经有一位 60 多岁的女士因为嗜睡来找我。我打量了她一番。她超重 20 多公斤，散着头发，衣服也不合身，且显得破旧。她显得很悲伤、孤僻。

　　医生怀疑她白天嗜睡可能是由睡眠呼吸暂停引起的，所以把她送到我这里进行评估。她确实有睡眠呼吸暂停的常见症状，如打鼾，睡觉时出现呼吸停止，体重超重。除此之外，她还有其他症状。到了晚上，她经常异常烦躁，难以入睡。

　　她曾是一家银行的高级主管，当时她正在休假。她把目前的状况归咎于经济不景气和精神崩溃。当时她正在接受抑郁症治疗。她也相信，如果夜间睡眠和白天嗜睡问题能够得到解决，她的所有问题都将消失。但事实证明，她服用的治疗抑郁症的药物，可能会破坏她的夜间睡眠，并导致她在白天昏昏欲睡。睡眠呼吸暂停也可能导致她的抑郁症恶化。

　　睡眠检测表明，她在睡眠中特别爱动，每小时停止呼吸约 6 次。尽管她的呼吸模式在持续气道正压治疗下有所改善，但她的睡眠仍然不稳定，部分原因是她过度躁动。我知道她的睡眠呼吸问题的原因，但躁动的解决方案更困难。

精神障碍

各种严重程度的精神障碍经常与睡眠问题共存或引起睡眠问题。2011年欧洲发表的一项调查显示，超过三分之一的欧洲人患有精神障碍，最常见的是焦虑症（占总人口的14%）和抑郁症（占总人口的6.9%）。报告还发现，7%的欧洲人口受失眠影响。

精神障碍和睡眠问题的症状常常交织在一起。睡眠问题是精神疾病中很常见的一种情况，会导致白天嗜睡等症状，进而加重精神障碍症状。事实上，睡眠中的焦躁本身就会导致精神错乱。此外，睡眠问题的一些症状与精神障碍症状中所见的症状类似，所以许多患有睡眠问题的人常被误诊为精神障碍。

另外，用于治疗精神障碍的药物经常引起睡眠问题。通常很难找出特定症状的原因。例如，用于治疗抑郁症的药物会引起不宁腿综合征，治疗精神分裂症的药物可能会导致体重增加，进而可能导致睡眠呼吸暂停。

"精神疾病"或"心理疾病",囊括了患者经历情绪变化、现实感觉、思维过程或行为变化的许多状况。传统意义上,这些常被归类为精神失常。我们现在知道,个别病症是由大脑中的生物化学物质异常引起的,且治疗常常涉及对生物化学物质异常的纠正。

睡眠和精神疾病之间的联系十分紧密。2016年的一项研究发现,任何有精神障碍并伴有睡眠问题的患者,更可能有自杀想法或企图自杀。

与睡眠问题有关的精神障碍最常见的是情绪障碍(如抑郁症和双相情感障碍)、思维障碍(如精神分裂症)和焦虑症(包括恐慌症和创伤后应激障碍)。

情绪障碍

情绪障碍分为两大类:抑郁症和双相情感障碍。即使没有直接原因,抑郁症患者大部分时间都感到很难过。在儿童和青少年中,抑郁症有时表现为烦躁而不是悲伤。有些人患有名为"心境恶劣"的情绪障碍,还有一种长期的抑郁情绪,但不太严重,不属于重度抑郁症状。

抑郁症

在我的临床实践中,大约有21%的女性患有睡眠呼吸暂停,却被误诊为抑郁症,而相同情况下只有7%的男性被误诊。值得注意的是,许多正在接受抑郁症治疗的患者并没有感到抑郁,他们是因为昏昏欲睡而被误诊为抑郁症。

睡眠和抑郁症之间的联系非常紧密。约75%的抑郁症患者存在失眠,约40%的年轻抑郁症患者存在白天嗜睡的症状。失眠和嗜睡会影响生活质量,报道称,这是自杀的潜在因素。抑郁症是一种非常严重的疾病,大部分抑郁症患者都有睡眠问题。

青少年抑郁症。我遇到很多孩子因为失眠或白天过度嗜睡而被误诊为抑郁症。在青春期之前，男孩和女孩的患病率大致相同。11～13 岁，女孩患抑郁症的概率大幅上升。到 15 岁时，女孩患抑郁症的可能性是男孩的两倍。青春期的压力，包括身体、情绪和激素变化，对女孩的影响似乎更大。高中女生的抑郁症、焦虑症和饮食失调的发生率高于男性。这种差异的部分原因与激素有关。

2016 年的一项研究发现，抑郁症儿童的睡眠问题可能是其发生自杀行为的前兆。需要强调的是，有时患者可能会被误诊为抑郁症。例如，嗜睡是发作性睡病和睡眠呼吸暂停的重要症状，但一些患者却被误诊为抑郁症。同样，一些生物钟出现变化的青少年，在夜间很晚才能睡着，早晨必须有人强制叫醒，因而被误诊为抑郁症。

女性抑郁症。性激素变化可能引起情绪波动，导致抑郁症。激素相关的波动可能发生在月经周期、怀孕期间、分娩后、绝经期前后及绝经期间。有些女性会经历与月经周期相关的严重的情绪和身体变化，症状包括烦躁不安、情绪低落、身体某部位的变化，如腹胀、乳房疼痛，以及痉挛，这是经前期综合征。在月经开始前症状会变得更严重。情绪变化严重时，被称为经前期烦躁障碍。所有这些情况都可能导致夜间睡眠中断。

情绪波动在孕期也很常见，一些孕妇可能会感到抑郁。准备怀孕或不能生育的女性，可能承受着巨大的压力，但没有证据表明仅由于这种压力会导致抑郁症，也没有证据表明堕胎会导致抑郁症。

分娩后的数日至数周内，对患有严重精神疾病的女性来说是高风险期。一些女性会经历产后抑郁症，这是一种需要医疗干预的极端情绪障碍。这样的女性在怀孕前往往有过相关症状或抑郁症史。作为母亲所承受的压力增加了抑郁症的风险。

尽管女性在更年期激素水平会急剧变化，但很少会出现抑郁症。然而，因为潮热等症状，许多更年期女性可能有睡眠问题。

激素差异可以部分解释为什么抑郁症在女性中更常见。但一些科学家也认为，许多女性面临的巨大压力是另一个致病因素，如在家和在工作中都承担主要责任等。我的许多患有与抑郁症有关的睡眠问题的女性患者，部分正在办理离婚，或者与丈夫关系处于破裂期；另外一些则有抚养孩子的压力或其他问题。在分居或离婚的男女中，抑郁症的发生率最高，在婚姻稳定者中最低。婚姻质量和稳定性在抑郁症治疗中可以发挥作用。有时女性的抑郁症与缺乏亲密感和信任关系有关，有时与频繁或严重的婚姻纠纷有关。婚姻不幸的女性患抑郁症的概率非常高。

男性抑郁症。尽管男性抑郁症患者比女性少，但绝大多数病例仍然把男性抑郁症作为公共健康问题。2016 年的一项针对男性的研究发现，严重不宁腿综合征患者很可能患有抑郁症。约翰·霍普金斯大学医学院针对毕业生（都是男性）的一项长达 45 年的研究发现，在校期间有失眠症状的人，在毕业 15 年后更容易患有抑郁症。

与抑郁症有关的睡眠问题

患有抑郁症的人有各种睡眠问题。一半以上的人失眠，其他人则难以入睡或过早醒来，难以再次入睡。他们白天可能会很困倦，所以可能会长时间打盹儿或者喝太多含咖啡因的饮料，这些饮料会抑制夜间睡眠，久而久之会形成恶性循环。

2010 年日本发表的一项研究报告指出，入睡障碍（但不包括不能安睡或清晨很早醒来）可能是抑郁症的征兆。2011 年德国的一项研究显示，失眠患者患抑郁症的概率是没有睡眠问题的人的两倍。来自法国的研究报告显示，白天嗜睡和服用安眠药都会增加老年人患抑郁症的风险。因此，睡眠问题可能导致抑郁症。

一些人的抑郁症表现为过度睡眠。所有经历失眠的人中，大约三分之一的人会经历抑郁症，四分之一的白天嗜睡者也是如此。50% 患有这两种症状的患者在生命的某个阶段会出现抑郁症。因此，抑郁症和睡眠不良之间有很强的关联性。美国国家精神卫生研究所在抑郁症诊断中，公告的症状之一是失眠或过度嗜睡。

抑郁症的症状。根据美国国家精神卫生研究所发布的指南，一个人如果连续两周或两周以上存在 2 ～ 5 种以下的症状，可能患有抑郁症。

① 持续悲伤、焦虑，或有"空虚"的感觉；

② 绝望或有悲观情绪；

③ 内疚、无价值感或无助感；

④ 易怒或烦躁不安；

⑤ 对那些曾经感到愉快的活动或爱好失去兴趣，包括性；

⑥ 疲劳、精力衰退；

⑦ 注意力不集中，记忆细节缺失，做决定时犹豫不决；

⑧ 失眠、清晨清醒，或睡眠过多；

⑨ 暴饮暴食或者食欲缺乏；

⑩ 有自杀或企图自杀的想法；

⑪ 疼痛或痛苦、头痛、痉挛，或消化问题（即使治疗也不能缓解）。

治疗与抑郁症有关的睡眠问题

我不是精神科医生，但每年会诊治数百名患有睡眠问题的抑郁症患者，如果我认为他们的睡眠问题是由抑郁症引起的，我会建议他们去看心理医生。大多数医生会使用药物治疗抑郁症，60% ～ 80% 的抑郁症患者对这些药物中的一种或多种药物反应良好，但可能需要几个星期或几个月的治疗，疗效才会明显。有时睡眠问题会在情绪好转之前自动解决，有时会在之后。

许多患者不想看精神科医生，也不愿吃药。有几种类型的心理疗法常被用来替代药物治疗抑郁症。在这些治疗中，患者会与治疗师交谈，试图解决（或至少应对）可能影响抑郁症的问题。我经常把这类患者转诊到认知行为治疗诊所。行为治疗师通常也是心理学家，帮助患者理解可能导致或加重抑郁症的行为和思维模式。这样的治疗也可以防止失眠变成长期病症。通过认知行为疗法，患者学会改变造成抑郁症或加重抑郁的负面态度和行为。医生也可能将心理治疗与药物治疗相结合。

抑郁症越发常见，并且频繁的治疗会导致睡眠问题。接受抑郁症治疗的患者要确保一件事情：告知医生自己接受治疗前后的睡眠问题。

双相情感障碍

双相情感障碍也被称为躁狂抑郁症或躁郁症，患者具有抑郁症和躁狂症的双重特征。当患者处于抑郁阶段时，症状与抑郁症相似。然而，在躁狂阶段，患者可能感到不当的兴奋，觉得自己似乎有无限的能量。患者在这个阶段也可能有不当的行为，比如疯狂消费。

双相情感障碍分为两类：

I 型双相情感障碍：躁狂、抑郁混合发作／严重躁狂症状。

II 型双相情感障碍：抑郁发作和轻躁狂发作模式，但非全面躁狂或混合发作。

当人们处于躁狂阶段时，双相情感障碍常常导致严重的睡眠问题。一些科学家推测，昼夜节律系统异常可能是主要原因。最近的研究表明，控制生物钟的基因变化可能会导致这些患者产生自杀念头。双相情感障碍患者有时在夜间很难入睡，可能日夜颠倒。当从抑郁阶段转换到躁狂阶段时（有时甚至发生在日夜颠倒之前），他们会有几天睡眠很差。有些患者说在这段时间内他们根本没有睡觉。此外，在双相情感障碍的混合状态中，患者同时患有躁狂症和抑郁症。几乎所有这些患者都有睡眠问题，很可能是因为影响情绪的化学物质变化也影响控制睡眠的大脑相关区域。

躁狂症状。以下是双相情感障碍患者常见的躁狂症状，改编自美国国家心理健康研究所的相关图书。

情绪变化

① 感觉非常"兴奋"、"高兴"或"兴高采烈"；

② 充满力量；

③ 感觉"神经过敏"或"迷醉"；

④ 激动、烦躁或敏感。

行为变化

① 活动强度增加；

② 入睡困难；

③ 比平时更加活跃；

④ 能非常快速地同时谈论很多事情；

⑤ 感觉对所有事都能很快形成自己的想法；

⑥ 认为自己一次可以做很多事情；

⑦ 爱冒险，比如疯狂购物或者性行为混乱。

　　治疗双相情感障碍中的睡眠问题。医生经常开药治疗双相情感障碍，然而，治疗可能会使患者昏昏沉沉，并可能存在潜在严重的不良反应。当患者双相情感障碍（I 型）严重发作时，可能需要住院治疗。

季节性情感障碍

　　1976 年，诺曼·罗森塔尔（Norman Rosenthal）从南非搬到美国去参加精神病学培训。他注意到，在冬天，特别在黎明前，总感觉自己没有力气；当春天来临，黎明即将到来时，他感觉自己充满力量。1984 年，经过与从事昼夜节律系统工作的科学家的共同研究和合作，他发表了第一篇关于季节性情感障碍的文章。季节性情感障碍并不是在 20 世纪 80 年代突然出现的。近几个世纪以来，医学界明白了季节交替会对身体产生重大影响。

　　罗森塔尔描述了一组季节性情感障碍患者，其中大多数患有双相情感障碍，他们在冬季（北半球的 10 ～ 12 月期间）会出现抑郁症恶化的情况。症状包括白天严重嗜睡、过度进食以及对碳水化合物的强烈渴望。这些症状在春天会有所改善。

　　对于一些患者来说，抑郁症会恶化或只在夜晚较长时（冬季）才会出现，所以这种状况也被称作冬季抑郁。季节性情感障碍不是单独的病症，而是临床抑郁症的一个变体。它的一种症状较轻的形式被称为亚综合征季节性情感障碍。

　　季节性情感障碍的人数在靠近两极的地区增加，因为这些地区冬天的日照最少。女性比男性更容易患上季节性情感障碍。

　　是什么导致了季节性情感障碍？不单单是日光照射量。最近的研究表明，对季节性情感障碍的易感性可能与产生黑视蛋白色素的基因变异有关。眼睛中含有专门的对光敏感的细胞色素，一般认为它们在重置人体生物钟中发挥着作用。

另外，为什么季节性情感障碍患者的体重会增加？一些研究人员用"昼夜不同步"一词来描述个体生物钟与其所居住的环境之间的不匹配。季节性情感障碍患者会花更多时间苏醒，需要更多时间入睡，睡眠质量也差。这些因素的综合作用可能会影响几种激素系统，包括涉及食欲控制和代谢的系统。患有季节性情感障碍的人在冬季体重总会增加。睡眠时间的减少改变了控制食欲（瘦素和生长激素释放肽）的激素水平，并且可以影响人体细胞对胰岛素的反应方式。这些变化会导致体重增加。

目前，治疗季节性情感障碍的方法侧重于使患者长时间暴露在较明亮的光线下。从 10 月开始，北半球逐渐进入了冬季，暴露在强光（自然光或"灯箱"）中 30 分钟可以有效治疗或预防季节性情感障碍。短时间低强度暴露于富含蓝光的光照中也有效。当抑郁症状出现时，医生可以为患者开具抗抑郁药物或褪黑素。

季节性情感障碍可能是严重的疾病。有些患者会产生自杀的想法，表现出明显的季节性情感障碍症状的人必须寻求专业帮助。据报道，光疗可减轻季节性情感障碍患者的自杀念头。患有季节性情感障碍的患者应咨询专业的临床医师，遵循临床医师的治疗建议，不能进行自我治疗。

精神分裂症

精神分裂症是一种破坏性疾病，影响着世界上约 1% 的人口。高自杀率与精神分裂症有关，尽管治疗后会有明显的改善，但约有 20% 的精神分裂症患者会丧失活动能力。那些不需要强化治疗的人往往需要多次看医生，也可能需要住院治疗。

精神分裂症的原因和症状。 精神分裂症患者在处理思想及思想内容（错觉）方面存在问题，他们认为幻觉是真实的。换句话说，他们的思维过程变得不合逻辑，杂乱无章，有时甚至是重复的。他们可能会经历错觉（虚假的、不可改变的和非理性的信念）或幻觉（不存在的感觉、声音、视觉、触觉、味道和气味）。听到其他人听不到的声音是精神分裂症患者最常见的幻觉类型，正如电影《美丽心灵》（*A Beautiful Mind*）中所描绘的那样。精神分裂症患者可能开始相信自己正在被追踪、受到迫害、被抢劫或中毒。他们可能会做出离奇的行为或忽视个人卫生。

精神分裂症患者的睡眠模式是异常的。他们的梦十分可怕，可能需要几个小时才能入睡。他们也可能会做噩梦。曾经有一名患者让我至今难忘：这名患者在夜间惊醒，出现幻觉或错觉，并开始打自己的头，试图阻止这些可怕的想法。我遇到过的一些患者像夜行动物：他们夜间醒着，白天睡觉，来到诊所抱怨自己失眠。尽管精神分裂症患者的睡眠问题很严重，但通常可以治疗。

治疗精神分裂症患者的睡眠问题。和其他精神障碍一样，治疗的重点是处理潜在的精神分裂症问题。现在有针对这种疾病的高效药物，可以帮助控制疾病。我在睡眠中心看到的精神分裂症患者几乎都接受了治疗，但是仍然存在睡眠问题。他们相信，如果睡眠问题可以解决，精神分裂症就会消失。不幸的是，真实情况并非如此。尽管用于治疗精神分裂症的一些药物有助于改善患者的睡眠，但睡眠问题通常不会完全消除。

许多精神分裂症患者也有其他睡眠问题，如阻塞性睡眠呼吸暂停或运动障碍。据估计，超过 50% 的精神分裂症患者存在阻塞性睡眠呼吸暂停高发风险。这可能部分与一些用于治疗精神分裂症的药物引起体重增加有关。发生阻塞性睡眠呼吸暂停的精神分裂症患者应采用与其他患者相同的方式进行治疗。

我也曾遇到过患有发作性睡病的患者被误诊为精神分裂症而没有得到正确治疗。一名年轻的患者甚至被送进精神病房。发作性睡病的患者在入睡时会出现非常生动的梦境，但是他们通常认识到，他们所拥有的图像是梦境，并不真实。而精神分裂症患者在未经治疗时相信幻觉是真实的。

焦虑症

假如明天是个重要的日子：你要在最好的朋友的婚礼上敬酒，或接受采访，或参加期末考试，或进行第一次海外旅行……你试图入睡，但是做不到，因为你很紧张，你的心脏正在快速跳动。在这种情况下感到紧张或焦虑是正常的。一旦你真正进入场景，感觉通常会消失。然而，对于一些人来说，这些恐惧感会在不合时宜的时间或地点出现。焦虑感控制了他们，并阻止他们进行重要的甚至日常的任务和活动。这些感觉是由焦虑症引起的。

2016 年的一项研究报告指出，全世界约有 16.6% 的成年人会在某个年龄阶段出现焦虑症，通常女性患者是男性的两倍。焦虑症包括恐慌症、广泛性焦虑症、社交恐惧症、强迫症和创伤后应激障碍。所有这些疾病都可以治疗，如果不及时治疗，病情会恶化。最常见的有药物疗法（最多的是抗抑郁药，有时是抗焦虑药）、心理疗法和认知行为疗法。患有这些疾病的患者，即使有睡眠问题，也最好先接受精神科医生的治疗。在睡前服用用于治疗焦虑症的药物可以帮助缓解失眠。

恐慌症

如果你出现以下表现：心在怦怦跳，不停深呼吸，汗流浃背，头晕目眩，感觉时间仿佛静止不动；有胸痛或手指刺痛的感觉，仿佛死亡在降临……这些经历一遍又一遍重现，但医生在检查过程中从未发现任何异常。当此类症状超过一个月时，你通常会被诊断为恐慌症。

　　恐慌症发作的患者通常会将恐慌心理与发生过的事情联系起来。患者可能会害怕某个特定的场景，然后试图避免。有一半以上的恐慌症患者因夜间惊恐发作而惊醒，其中许多人害怕再次入睡。晚上因为害怕死亡而醒来是一种可怕的症状。这些患者来到睡眠门诊时，我们可能会筛查他们是否有睡眠问题（睡眠呼吸暂停患者可能会惊慌失措），如果没有，我们会把他们转诊给精神科医生。

广泛性焦虑症

　　即使看起来一切正常，但一些人总是担心自己的工作、家庭或健康，他们无法控制这种担忧。广泛性焦虑症在女性和男性中都会出现，而且通常发生在 20 岁左右。大多数广泛性焦虑症患者难以入睡，50% ～ 75% 的患者有睡眠问题。

社交恐惧症

　　患有社交恐惧症的人害怕尴尬，并且在参与社交互动或需要被他人注意时感到不舒服。在会议、派对、教室甚至餐厅里，他们都会感到非常害羞。有社交恐惧症的学生可能会开始逃课，成年患者可能会有恐惧心理。有些人可能会开始依赖酒精来放松，这可能会导致一系列新的问题。患者中约有20% 的人会失眠。

强迫症

　　强迫症曾经影响约 2% 的世界人口，强迫是为了应对压力而发生的行为。例如，一个人可能会认为（错觉）自己忘带打火机，并一遍又一遍地检查是否带了打火机（强制）。通常每次都以完全相同的方式重复之前的行为。有强迫症的人通常不会有睡眠问题，除非他们在晚上遇到担心的状况，或者由于强迫症他们强迫自己做一些事，如重复检查，以确保门锁、窗户或水龙头关闭等。药物可以治疗强迫症，已有实验结果表明影响大脑 5- 羟色胺水平的抗抑郁药可以改善某些患者的症状。

创伤后应激障碍

经历过大屠杀、强奸等恶劣创伤性事件的人会在梦境中"经历"相似情景。10% ～ 30% 有过创伤经历的人会发展为创伤后应激障碍。

创伤后应激障碍患者经常重复可怕的噩梦，经常从噩梦中惊醒，心跳加速，有时还会尖叫。有些患者会表现出惊恐症状。患者还可能会出现入睡前的恐惧心理。

创伤后应激障碍在军队中最常见。在普通人群中，女性的患病率是男性的两倍。患者需要精神护理。2012 年发表的一项研究显示，治疗创伤后应激障碍患者的睡眠问题时，药物疗法和认知行为疗法是有效的。

要点总结

1. 任何慢性疾病都可能与睡眠问题有关。

2. 白天多在光亮处活动有助于改善夜间睡眠，因为这有助于重置患者的生物钟。

3. 抑郁症和睡眠不良之间有很强的关联性。接受抑郁症治疗的患者要确保一件事情：告知医生自己接受治疗前后的睡眠问题。

4. 目前，治疗季节性情感障碍的方法侧重于使患者长时间暴露在较明亮的光线下。

5. 实际上，虽然有理想睡眠量的建议，但没有确切的数字来定义每个人的最佳睡眠量。

6. 一般情况下，压力引起的失眠不经过治疗也会自行消失，患者应该先尝试度过困难时期，而不是借助药物。

PART 5

最常见的五大睡眠问题

Part

THE MYSTERY
OF SLEEP

第12章 失眠：
女性和老年人最常见

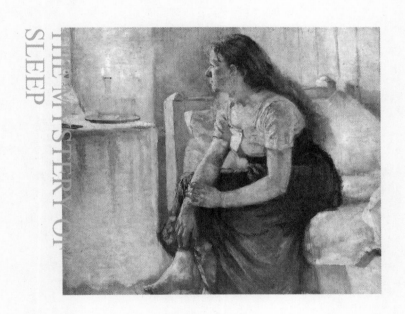

失眠为什么会有如此多的成因？我们能够分析出导致失眠的可能性原因，并帮助失眠者整夜安眠吗？

案例

拒绝正常
睡觉的女士

曾有一位70多岁的女性患者来我这里做失眠检测。她身材清瘦，神情紧张。她告诉我，她每天需要三四个小时才能入睡，夜里一旦醒来，就难以再次入睡。她说自己没有过度走动或其他运动，也没有坐立不安的感觉，夜里也不会辗转反侧。无论醒着还是睡着，她都保持着舒适的睡姿。她独居，不知道自己是否打鼾。有时她睡着后会做噩梦，醒来后发现衣衫被汗浸湿。我问她是否因为不能快速入睡而感到困扰，她说没有。她已经适应了长久以来整夜难眠的状态。她醒来后，嘴里不会感到有酸酸的感觉，也没有胃灼热、饥饿、胸痛、呼吸急促以及其他不舒服的感觉。

一开始，这个病例难住了我，后来，患者告诉我20多年前的一件事，我才找到了原因。

当时，她和20多岁的儿子住在一栋公寓里。一天晚上，两名小偷闯门而入，逃跑前用刀杀死了她的儿子。事发之后，她变得十分敏感。她每天晚上都尽量保持清醒，多次从噩梦中惊醒过来，因为噩梦总与她儿子被刺死有关。惊醒片刻后，她害怕自己睡着。她患上了创伤后应激障碍，经过20多年也没能得到治愈。她没有因为失眠而感觉困扰，因为保持清醒让她不会做噩梦。

我把她介绍给另一名医生，她配合得很好。

什么是失眠

睡眠研究专家们认为，至少有以下一种症状就可被定义为失眠：难以入眠，难以安眠，或者醒来很早导致白天身体机能异常。对于很多人来说，潜在问题是白天也会过度反应（神经系统过于敏感）。即使在白天，这些患者的大脑中与清醒有关的区域，也进行着比其他区域更多的代谢活动。

对于很多人来说，失眠并不是一种疾病。它只是其他疾病或异常状态的一个症状。失眠会伴随着许多潜在问题，包括心理问题、精神疾病及身体疾病，比如与心脏、肺、肾脏有关的疾病。另外，失眠与女性生命过渡阶段相关的失调症状也有关，如月经初潮和停经。也可能是某些药物的不良反应。但并不是所有人经历以上情况时都会失眠。科学家们坚信大脑过度兴奋引起的状况也会引起失眠，所以他们用术语"伴发失眠"来定义这种情况。

因此，对于难以入睡或难以安眠的人来说，可能是以下某个或某几个潜在原因引起的：

① 经前期综合征；　　　　⑥ 不合理的工作安排；

② 妊娠；　　　　　　　　⑦ 不宁腿综合征；

③ 潮热；　　　　　　　　⑧ 医疗条件较差；

④ 家庭困难；　　　　　　⑨ 精神疾病；

⑤ 生物钟差异；　　　　　⑩ 医药制剂。

在本章中，我仔细研究了对失眠患者很重要的一些问题，主要集中在与其他状况无关的失眠类型。

失眠有多普遍

失眠不仅仅是压力大、工作强度大的北美人的问题，在被调查的国家中，失眠普遍存在，包括法国、德国、英国、澳大利亚、中国、日本等。在这些国家，某些形式的失眠问题已经广泛存在。失眠在女性和年长者中更常见。瑞典的一项研究跟踪记录了一群 38 岁的女性有睡眠问题的百分比，20 多年后再次调查有睡眠问题的人数的百分比。数据表明，20 年间失眠率倍增。第一次调查时，17% 的女性有睡眠问题，20 多年后再次调查分析时，这些女性中 35% 都有睡眠问题。

2002 年美国的一项研究报告发现，超过半数（58%）的成年人在一周内多多少少都有失眠的困扰，其中 63% 为女性。在调查者中，35% 的成年人称，他们几乎每夜都会失眠。根据这项调查，失眠似乎在有孩子的家庭更普遍，健康状况差的人也常会失眠，还包括轮班工作者。相比一周有几晚失眠的人，被调查者中无失眠困扰的人通常觉得自己充满活力、乐观、开心、放松、易于满足、心态平和。睡眠不足的人形容自己没有耐心、急躁，而且容易犯错。2015 年的一项研究发现，处于痛苦状态下的人更容易失眠，睡眠时长也会减少。

借用失眠的定义，科学家估计，约 10% ～ 15% 的成年人都有慢性失眠。

事实上，有时被认为非正常的症状，其实属于正常的行为范畴。人们有时会向医生咨询导致自己痛苦的某种症状，但这不是医学问题，这样的人只想听到医生说自己一切正常。例如，我曾经接触过很多患者，他们需要 30 分钟才能睡着，而另一些人却觉得这还算正常。对于一些人来说，任何延迟入睡几乎都很痛苦。我见过的大多数失眠患者，都需要 45 分钟以上才能入睡。

多年来，有很多患者告诉我，他们每晚只睡六七个小时，并由此判断自己一定有失眠症。许多人要求我开安眠药，因为他们从书籍上了解到，一个人晚上睡八九个小时才正常。之后，我问他们白天的感受以及工作能力如何。如果他们觉得白天清醒且警觉，行为能力很强，我会告诉他们很幸运，他们比其他人需要更少的睡眠。实际上，虽然有理想睡眠量的建议，但没有确切的数字来定义每个人的最佳睡眠量。每个人似乎都有符合自身的最佳睡眠量。有些人认识到了最适合自己的睡眠量，但很多人对此却不确定，他们认为自己睡眠不足。

如果你不确定自己需要睡多少小时，请尝试以下试验：在接下来的两个星期里，记录自己的夜间睡眠时长，并在一天结束时，对白天身体机能进行评估，评分从 1（身体机能最差）到 10（身体机能最好）。同样，你也可以评估自身工作效率，在业余爱好和其他活动中的表现，以及与家人互动的情况。两周后，看看自己的夜间睡眠和第二天的体能之间的关系。有些人可能会注意到，睡眠时间较短时，第二天表现极佳，睡眠时间较长时，第二天表现反而较差。但大多数人的体验是，睡眠时间越长，第二天感觉越好。

环境因素造成的失眠

有些人出现睡眠问题不是由疾病引起的，而是因为他们没处在良好的睡眠环境里。房间里光线过亮可以让人们保持清醒或者在清晨过早醒来，遮光性好的窗帘则可以营造好的睡眠环境。过多的噪声会让人们难以入睡，戴耳塞，使用降噪机器，或者关闭手机铃声都可以帮助入睡。如果温度太高或太低，人们也会难以入睡。

每当我外出旅行住酒店时，都会要求入住一个安静的房间，远离街道、电梯等。我还会要求安排使用非羽毛枕头或非羽绒被的房间。为什么我会排斥羽毛？因为我对羽毛过敏。如果有人半夜起床出现鼻塞或打喷嚏的情况，可能是对被褥中的填充材料过敏。

人类平均有三分之一的时间是在床上度过的，应该确保自己不会因此而出现睡眠问题。事实上，很多人的床太硬了。有些人不知道，如果床垫或床架不舒适，会造成睡眠问题。这时应该更换床垫，甚至更换床架，而不是每天晚上努力在一张不适的床上睡觉。另一个问题是很多人试图睡在一张大小不合适的床上。例如，青少年个子长得快，身高可能会突然增加很多，睡了多年的标准单人床很可能就不合适了。另外，同床伴侣应该特别注意找一张俩人都觉得舒适的床。在商店里短暂的"试床"可能不足以确定一张床是否舒适。在买床之前，要确保自己如果睡过后觉得不舒服，可以回来换床。旅行时，如果发现酒店床垫特别舒适，可以询问相关人员关于床的牌子和型号，然后自己去购买。

真正想睡的人在任何能睡的地方几乎都可以睡，但是床越舒服，人就睡得越好。2012 年美国的一项调查发现，合适的床垫、枕头，甚至干净的床单，都有助于提高人们的睡眠质量。但美国的情况不一定和其他国家相同。

不过，失眠本身可能并不是一个问题，它可能是环境等因素的结果，也可能是与环境无关的潜在危险因素的征兆。我的两个邻居从健康博览会回家，每家都各买了一张几千美元的床，床是真舒服。但这张看似神奇的床治好了他们的失眠了吗？没有，因为他们的失眠不是由床造成的：一个人背部受伤严重；另一个是重度吸烟者，夜间会醒来吸烟。对他们来说，失眠是一种不同的症状。

习得性失眠

由于压力或疼痛而失眠的人应该学习如何管理或尝试减少症状。否则，即使引起失眠的原因消失之后，他们仍有可能继续遭受失眠的折磨。

任何参加过心理学课程的人，以及很多没有学过心理学的人，都听说过巴甫洛夫的狗的实验。在 20 世纪初，生理学家巴甫洛夫进行了一个非常著名的实验：他摇了一个铃铛，然后给一只狗喂了食物。最初，狗看见食物就流口水。巴甫洛夫会测量狗的唾液的分泌量。在巴甫洛夫摇了几次铃铛后，马上喂狗食物，狗的口水越来越多。之后每当听到铃声，即使巴甫洛夫没有给食物，狗也会流口水。狗的行为表明，它已经把铃铛声和食物联系起来了，且已经习得了这个习惯（条件反射）。

其实，人也会有条件化或习得性反应。有些人在看电影时喜欢吃爆米花。时间久了，如果他们在看电影时总吃爆米花，他们会发现，看电影的动作会勾起吃爆米花的冲动。对于很多人来说，即使刚刚吃了一顿丰盛的晚餐，他们走进电影院的第一件事，就是吃爆米花。

失眠也会习得。比方说，一位男士因为遭受过背部伤害而无法入睡。在这次受伤之后的几天或几周里，当他对无法入睡这件事感到越来越沮丧时，他开始把床与沮丧联系起来。即使之后他的伤已经痊愈，他仍然患有失眠——现在的失眠不是疼痛造成的，而是一种习得性行为。他把床和失眠联系到一起。不管上床睡觉前有多累，一上床他就立即感觉到清醒和警觉，床本身已经成为失眠的暗示。而且因为他睡得很少，所以他在白天尝试保持清醒，因此经常会饮用大量的咖啡。但如果临近就寝时饮用咖啡，会加重失眠，从而加重了相关症状。

习得性失眠的另一个常见原因是焦虑。很多人在旅行之前都很难入睡。他们担心自己不能按时醒来，或者出现其他突发问题，这种焦虑使他们睡得断断续续。旅程结束后，如果顺利，一切都会正常。但在下一次旅行之前，他们还会经历同样的焦虑和失眠，在旅行前的晚上依旧睡不着觉。当有人觉得晚上会睡不好时，他通常会一夜难以入睡。习得性失眠非常普遍。

因此，很少或仅在特定时间才会失眠的人，可能不必特别担心。他们可以尝试使用下页列出的方法来克服。但是晚上睡不着、第二天会出现焦虑的人，应该关注失眠问题。如果常见的治疗失眠的方法没有用，那么他们就需要告诉自己的主要照顾者，让照顾者对此多注意。而照顾者可能会让失眠者去看睡眠医学专家。

压力导致的失眠

任何类型的压力都会导致难以入睡或难以保持好睡眠，如第二天的考试、会议或旅行。慢性压力如婚姻冲突、分居、离婚、经济困难、自身或家庭成员的疾病，或工作场所问题。有些压力不是患者能控制的，例如，"9·11"恐怖袭击后，美国人普遍感到紧张，导致美国失眠病例激增。使用药物助眠的人数从11%增加到15%。另外，人的睡眠也会受到人际关系、战争以及暴力事件的影响。

对于大多数人来说，引起压力的因素消失时（除非有心理或生理因素在起作用），他们的睡眠会恢复正常。在这种情况下，压力会减少，但睡眠中突然醒来的症状会变严重，这时使用药物进行治疗会有效。患者应该向医生咨询可供选择的药物类型，每种药物的优缺点，以及费用。一般情况下，压力引起的失眠不经过治疗也会自行消失，患者应该先尝试度过困难时期，而不是借助药物。

在大多数情况下，即使压力持续几个月甚至几年，睡眠也会在压力消失后恢复正常。但在某些情况下，压力结束后，失眠会持续很长时间。我曾在临床上遇见过一些人，他们曾承受过巨大的压力，在压力消失几十年后仍然有失眠的症状。举个极端的例子，有许多大屠杀幸存者，在远离屠杀浩劫多年后仍难以入睡或安眠。许多人仍然被可怕的噩梦折磨着，有些人还患有创伤后应激障碍。

当压力状况没有改善，失眠持续时，患者应该寻求帮助来应对压力。患者可以求助亲密的家人、朋友，与他们谈论自己承受的压力，这样做可能会缓解部分压力，并减轻失眠症状。如果症状严重，患者应该考虑寻求医生或心理咨询师的帮助。

战胜失眠的 13 条建议

1. 只有需要睡眠和性生活才上床。

2. 如果在床上躺 15 ～ 20 分钟还不能入睡，下床做一些放松活动。

3. 睡觉前避免任何可能导致大脑过度兴奋的活动。避免争论、讨论金钱或其他重大问题，不看刺激神经的电视或书籍。睡前四五个小时避免任何剧烈的活动（性行为似乎可以除外）。睡觉前一小时关掉所有电器屏幕。

4. 不要吃油腻或辛辣的饭菜，这可能会导致胃灼热或不适。睡前既不要吃太饱，也不要让自己感到饥饿。

5. 如果使用闹钟，那就把它稍微放远一点。整晚都不要看。

6. 做一些睡前放松活动，如读一些能放松心情的书籍。

7. 如果有夜间护理职责（照顾孩子、年迈的父母、宠物），找人分担。

8. 避免白天或晚上小睡（尤其是睡前四五个小时）。如果一定要小睡，确保不要超过 20 分钟。

9. 多锻炼，但锻炼时间不要太接近就寝时间。

10. 限制待在床上的时间。待在床上的时间超过睡眠时间，可能导致睡眠质量更差。

11. 洗个热水澡或喝杯热饮料（不含酒精或咖啡因），可以帮助放松。

12. 减少吸烟量或不吸烟。严格限制咖啡因的量。如果失眠严重，午餐后避免喝咖啡。减少饮酒量，因为酒精会扰乱睡眠。

13. 如果持续失眠，请咨询医生。有些药物或疾病也是导致失眠的原因。

向医生寻求帮助

作为日常医疗评估的一部分，失眠者寻求药物帮助时，应该提醒医生注意自己的睡眠情况。

而医生则应该花时间与患者讨论有压力的情景，做相关评估，看看患者是否有抑郁症或健康问题。这种情况下，医生切忌开安眠药或抗抑郁药的处方，而应该进一步弄清患者失眠的原因和症状。

多年来，有很多人在治疗时说出自己情绪压抑之后，就被医生介绍来咨询我。其中，许多患者正在接受抗抑郁药治疗，但有些患者说自己并没有感到抑郁。其中的一个病例让我感到最痛心。她是一位因出差经常失眠的女性，并自那时起服用了 30 年的抗抑郁药。而事实上，那是一种抗精神病药物。她曾经看过的几位医生，没有一位医生质疑，为什么她会服用这种药物。因此她大部分时间都处于迷迷糊糊、云里雾里的状态。

当医生开处方药治疗失眠时，患者务必要弄清楚药的类型。这是安眠药还是抗抑郁药？是否被批准用于治疗失眠症？需要服用多长时间？哪些药物有治疗作用？

睡眠的秘密　　　不是由抑郁症引起失眠的患者和抑郁症引起失眠的患者，
THE MYSTERY　　常常有许多共同的症状，如丧失兴趣、情绪低落、精神不
OF SLEEP　　　集中、记忆力减退、疲劳、入睡障碍、没有力气、缺乏动力、
　　　　　　　　烦躁不安。但是涉及其他症状时，这两种失眠患者通常会
　　　　　　　　有很大的不同。抑郁的人可能同时也会极度自卑，对过去
　　　　　　　　的事件过度内疚，以及极度自责，可能会食欲缺乏，甚至
　　　　　　　　可能会有自杀的念头。

如果医生将患者转诊给另一位医生——精神科医生或心理医生，患者不必感到惊讶或担心。这不代表医生能力差，而是一种负责任的态度，这证明了医生知道自身的局限性，并且了解何时应将患者转诊给其他专家。

罕见的、不可治愈的失眠的应对方法

原发性失眠

到此为止，我把失眠定义为，对于睡眠的抱怨，或者患者需要关注和治疗的症状来讨论。然而，有些人却有科学家所称的"事实的"或"原发性的"失眠症。原因仍然是个谜。失眠患者中，5% ～ 10% 的病因不明。目前的理论解释是，这类有睡眠问题的人的睡眠系统天生不正常。

大多数有上述情况的人都曾经历过这样的生活：从童年时就经常无法入

睡。他们的父母会说，他们在婴儿时期睡眠就很少，且易受惊吓，难以入睡，更别提整夜安睡。有时，原发性失眠患者的父母或兄弟姐妹也有同样的睡眠问题，由此可看出，这种失眠在某些人群中具有遗传性。

由于医学界还未查明原因，治疗只能从缓解症状入手。有些专家报告称，患者在睡前服用非常低剂量的抗抑郁药物，治疗效果很好。有些患者服用适量催眠药（安眠药）的效果也很好。

家族性失眠

这是一种极为罕见的致命性疾病，此类报道大部分来自意大利（欧洲和北美一些国家也有少数病例报道），但只涉及极少数的家庭。这种疾病是由一种罕见的基因突变引起的。基因突变导致朊病毒的产生，这种病毒是由一种非病毒性化学物质组成的，但其成分与病毒一样。这种化学物质可以借用细胞的机制进行自我复制。2016年发表的一项研究显示，此类患者大脑中参与调节睡眠的部分神经元被破坏。朊病毒也会引起疯牛病（牛海绵状脑病），并且在人类中引起雅各布病。雅各布病会对神经系统造成进一步的损害，直到患者最终失去睡眠能力。目前还没有成功的治疗方法，而且这种疾病是致命的。不过这种疾病极其罕见。

因为病因不同，病症很难治疗。失眠患者大多数时间是痛苦的。患者和医生需要单独考量导致失眠的各类因素，以及可能存在的疾病。两者都需要治疗。如不宁腿综合征，它是导致失眠的常见原因，但大多数医生都不知道，我将在下一章进行详细的介绍。

第 13 章　不宁腿综合征：
最常被误诊和漏诊

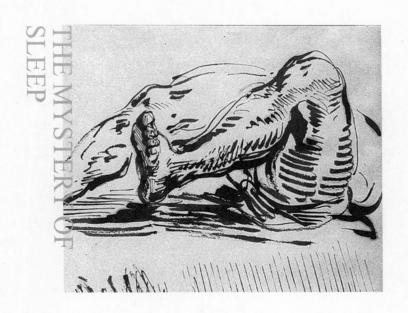

有些人的腿似乎有它们自己的"想法"，它们在床上踢打，想把主人（以及同一张床上的其他人）从睡梦中"赶走"。然而，这个常见的、容易治疗的问题，常常被医生忽略。

案例

双腿一直移动的患者

有一天，我的一位同事问我，是否可以为他的妻子做睡眠评估。他的妻子的失眠症状已经持续了近30年了。一开始我有些迟疑，但是在同事详细描述了问题后，我答应了。

后来，他的妻子来到我的诊所，向我讲了她的故事。30年前，她第三次也是最后一次怀孕期间，当她努力入睡时，却产生了一种不可抗拒的冲动。她的双腿停不下来，辗转反侧，她找到的唯一可以解决的办法，就是起身走动。因此，她几乎无法入睡或者保持睡眠。她和丈夫开始分床睡，因为她夜里辗转反侧以及半夜经常醒来，影响了丈夫的睡眠。她白天也出现了问题：缺乏精力、不合时宜的昏睡倾向。她不想吃安眠药，但也没有人能够提出新的解决方案。

同她面谈并进行检查之后，我做了一些简单的血液检测，找到了答案：她的血液中铁蛋白和血红蛋白的浓度很低，红细胞的数量也较低。

难以诊断的普遍性疾病

在怀孕期间，许多女性患上不宁腿综合征，睡眠时或尝试入眠时，双腿异常地过度移动。其发病率仅次于睡眠呼吸暂停，北美 15% 的成年人受其影响，女性受影响人数约占 10%，它在老年人中更为常见，约占老年人的 30% ～ 40%。通常全科医生很难诊断出这种疾病。它似乎具有遗传性。不宁腿综合征可能由各种健康问题引起，如缺铁等，但在许多案例中，医生很难找到病因。

不宁腿综合征的夜间症状

大多数不宁腿综合征患者在睡前会抱怨自己失眠或烦躁不安。有些人会以温和的方式经历这些，比如在夜里会反复抽搐；有些患者说他们的腿"很疯狂"；有些患者则形容有不可抗拒的力量想要移动他们的腿；还有人说皮肤表面，有时甚至是皮肤下像有令人毛骨悚然的感觉，他们形容好像有虫子在皮肤下爬一样。其他人则描述为严重的烧灼感、瘙痒，听到"嗡嗡"声，脚或腿有发热的感觉。当孩子们抱怨有这种感觉时，往往被认为是"成长的痛苦"。一些不宁腿综合征患者年轻时被认为是"上蹿下跳"或者不安分的孩子，而且睡眠不好，我见过的最年幼的不宁腿综合征孩子才 8 岁。大多数患者都是通过四处走动或者走路来缓解症状。对于他们中很多人来说，想要抬脚走路的欲望不可抗拒。有人夜间用风扇吹着脚，或者用湿毛巾擦腿。一些患者的小腿部位经常感觉到抽筋或疼痛。

几乎所有不宁腿综合征患者都有睡眠问题，四分之三以上的人夜间难以安眠，即使入睡后，抽搐也不会停止。约 80% 的不宁腿综合征患者，每 20～40 秒发生一次腿部（很少在手臂或身体其他部位）抽搐。这些抽搐很容易检测到。当每小时抽搐超过 5 次时，患者会被诊断为周期性肢体运动障碍，可能会出现大范围的非正常肢体运动。有些人睡觉时看起来好像在骑自行车，而在其他情况下只有大脚趾在活动。有时患者的抽搐非常微妙，虽然监视器记录了他们的脑电活动，但观察者看不到任何腿部的移动。这种轻微的抽搐不太可能被诊断出来，需要对患者进行整夜睡眠记录研究。

同床伴侣可以帮助确诊患者的不宁腿综合征，特别是如果患者每 20～40 秒出现移动或抽搐。一些患有不宁腿综合征的患者可能会在睡觉时踢打伴侣。一些不宁腿综合征患者的伴侣告诉我，他们有时感觉自己像是睡在一条蠕动的鱼旁边一样，会因为不宁腿综合征患者的过度活动而失眠。因此，大多数不宁腿综合征患者存在两个问题：不能入睡的痛苦感受，以及闹醒自己或伴侣的动作。很多夫妻因此开始经常分床睡，甚至分房睡。

一位 40 多年都未被确诊的女性向我描述，她发现自己不能坐在电影院或教堂里，必须一直走到凌晨三四点，直到精疲力竭才能入睡。她说膝盖以下的皮肤下有东西在动，通常从膝盖周围开始，然后是周期性的抽动，还会引起弹跳。她有一位非常有爱和同情心的丈夫，但最终他们还是分床睡了。多年来，这种情况逐渐恶化，特别是在她进入更年期后。她担心自己下一秒会做出奇怪的事，感到非常疲惫和沮丧。她想知道是什么导致她睡眠时间这么短。她很恐慌，曾经想："幸好我没有住在高楼里，否则我会忍不住跳楼，结束这一切。"

不宁腿综合征的白天症状

尽管有人抱怨他们的症状在就寝时最严重，但是有些患者在坐着时或在需要静坐的情况下，会产生不可抗拒的冲动。不宁腿综合征患者可能会发现长途旅行对他们来说非常困难，他们可能需要司机时不时地停车，然后出去走走；或者会发现自己在电影院里坐不住，因为他们一直坐立不安，周围的人很可能会被激怒。即使只是坐在椅子上，他们可能会不断地动腿或踢脚。正如一位患者描述的那样："我在进行骨扫描时不得不保持固定，这 45 分钟对我来说简直就是折磨。后来，医务人员用松紧带把我的双腿绑住，之后因为我腿部痉挛太强烈不得不把它们固定起来。"

有些不宁腿综合征患者会在白天不合时宜的情况下不自觉地入睡，这是他们寻求医疗帮助的原因。他们的主要困扰不是运动，而是白天严重困倦，这可能会严重影响他们的个人和职业生活。即使他们入睡，连续的睡眠中断和腿部活动，也会导致他们第二天困倦和嗜睡。有些人发现自己昏昏欲睡，却无法入眠。一个从 30 岁就开始寻求帮助的人解释说，他不能在晚上静坐，因为他的右腿要么抽搐，要么有发痒的感觉，他不得不动起来。早晨起床时，不管睡了多久，他很少感到精力充沛。至少 12 年里，不管他在哪里，一旦感到困倦，他会马上睡着。大学期间，他经常在课堂上睡着，课间经常到图书馆补觉。

是什么导致了不宁腿综合征

　　不宁腿综合征可能由多种因素引起。导致运动过度的原因目前刚开始被睡眠医学界所了解。导致动作增加的冲动似乎出现在中枢神经系统。抽搐的规律性表明，大脑内某种起搏器引发了这种运动。最近的研究表明，大脑中铁元素水平降低可能是主要原因。

　　某些类型的药物能抑制运动，这有助于医生找到不宁腿综合征的病因。普拉克索（Pramipexole）等药物可以增加多巴胺的摄入量，或者与神经系统中的多巴胺受体结合，成功地治疗了不宁腿综合征，并抑制了抽搐。多巴胺是神经系统中的细胞之间用于发送信息的化学物质之一。多巴胺水平低的人更有可能患不宁腿综合征，医生应寻找可能减少中枢神经系统中多巴胺的因素。例如，铁参与多巴胺的产生，体内铁含量下降（女性相当常见），可能与不宁腿综合征有关。

　　对于许多患者来说，不宁腿综合征似乎与其他疾病不相关，而是家族遗传的。至少有 6 种不同的基因异常与不宁腿综合征相关。科学家们已经表明，不宁腿综合征（特别是早年得病）是一种常染色体显性遗传病。一个人必须有至少一条异常染色体才会患此病。每个人接受父母双方染色体的一半，因此有 50% 的机会从患有不宁腿综合征的父母那里遗传此病。这个特质具有可变的外显性，这意味着一个人携带该异常基因，他可以无症状、有轻度症状，或有严重症状。因此，不宁腿综合征似乎可以隔代遗传。有时不宁腿综合征家族体内的维生素 B_{12} 水平低，这可能表明 B 族维生素吸收不足。

　　一些健康问题也会导致不宁腿综合征，包括缺铁、贫血、叶酸缺乏、维生素 B_{12} 缺乏、骨关节炎、类风湿性关节炎、糖尿病、肾脏问题和抑郁症。患有这些疾病中的一种或多种的人，患不宁腿综合征的风险更高，应该咨询医生。

　　另外，最近的研究表明，身体缺铁即使没有导致贫血，也可能导致不宁腿综合征。经常献血的人可能更容易患贫血和不宁腿综合征，因为他们流失的铁很难通过饮食补足。

由于月经周期中血液流失，女性比男性发生贫血和缺铁的风险更高，如果她们不能及时通过饮食补充铁元素，那么体内铁含量会下降。许多女性在怀孕期间首次出现不宁腿综合征，大约四分之一的孕妇在孕晚期会出现不宁腿综合征。通常，如果怀孕前存在不宁腿综合征，怀孕期间症状会恶化，但在孩子出生后可能会消失。胎儿在发育过程中从母亲身体内吸取铁元素，所以如果孕妇的饮食中铁含量跟不上胎儿的摄取量，母亲体内铁元素含量会过低，因此更容易患不宁腿综合征。

不宁腿综合征也可能是叶酸缺乏引起的。叶酸是 B 族维生素之一，它在红细胞生成中起作用。

不宁腿综合征在维生素 B_{12} 缺乏的人群中更常见，特别是胃肠道不能吸收足量维生素 B_{12} 的患者（通常是患有恶性贫血的老年人）。其他胃肠道疾病，如溃疡性结肠炎和克罗恩病，也可能阻止维生素或铁的吸收，并导致不宁腿综合征。

另外，饮食清淡可能导致人体从食物中获得的营养不够，这容易导致不宁腿综合征或导致病情恶化。我在睡眠诊所了解到，不宁腿综合征在不吃红肉或严格素食的人群中更常见，因为他们体内铁含量较低。

不宁腿综合征在糖尿病患者中也较常见。这是因为糖尿病会对神经系统产生不良影响。当患糖尿病多年时，它会损害神经，导致神经病变，这被认为是导致不宁腿综合征的病因之一。另外，接受透析治疗的肾功能衰竭患者中约有一半患有不宁腿综合征。

不宁腿综合征在类风湿性关节炎等疾病的人中同样常见，经常出现在等待植入人造关节的人身上。

我们目前还不知道不宁腿综合征与这些疾病的关系，它可能是对这些疾病引起的疼痛作出的一种反应。

如何判断家人是否患有不宁腿综合征

通常，患者的家人可以帮助诊断不宁腿综合征，特别是同床伴侣，他们可能会注意到患者的运动障碍。有不宁腿综合征的人会睡得断断续续，夜间可能会起床，并且每晚要重复几次。即使在睡觉的时候，患者也可能经常改变姿势，或者腿部出现重复的抽动等动作，有时双臂也会出现这种情况。有时他们甚至会做出踢打动作。一些不宁腿综合征患者会汗流浃背。如果有人出现这些症状，他们可能患有不宁腿综合征，应该尽早咨询医生。

关于儿童的不宁腿综合征，目前的数据很少。2015 年的一项研究发现，北美大约有 2%～3% 的儿童存在这种问题。我曾见过一个 8 岁的孩子患有这种病。父母辨别孩子是否患有运动障碍，可以通过如下方式：孩子睡觉是否安稳。如果孩子睡觉时来回翻身、改变姿势，或者早晨床单乱成一团，可能是运动障碍的征兆（也可能表明孩子有睡眠呼吸问题）。如果孩子在课堂上经常睡着，这可能是他有运动障碍的另一个迹象。

睡眠的秘密
THE MYSTERY OF SLEEP

近年来，医学界对注意缺陷多动障碍与不宁腿综合征之间的关系进行了大量研究。某项研究报告曾表示，在学校学业表现很差的孩子会因不宁腿综合征和缺铁而严重失眠。当身体内铁含量正常后，症状会消失，孩子的成绩得到改善。如果孩子被诊断患有注意缺陷多动障碍或注意缺陷障碍，那么，父母在考虑让孩子接受不必要的药物治疗之前，应该考虑到不宁腿综合征的可能性。

老年人群中不宁腿综合征和周期性肢体运动障碍非常普遍。原因并不完全清楚，但部分原因可能是许多老年人的健康状况不佳，因此容易受到伤害。患有帕金森病、关节炎、贫血、糖尿病和心脏病等疾病的患者的腿部过度运动可能更常见。而对于年轻人，入睡和安眠障碍可能是运动障碍的一种外在症状。

如何知道自己是否有不宁腿综合征

正确治疗不宁腿综合征只有在确诊后才能开展。许多医生不会询问患者的睡眠质量、时长，或者是否有不宁腿综合征症状，导致不宁腿综合征患者经常被误诊为抑郁症，并接受抗抑郁药治疗。患有严重不宁腿综合征的人经常在白天感到困倦，而这种随时都想睡的欲望以及夜间不能安眠的情况，都可能被误诊为抑郁症。一些用于治疗抑郁症的药物只会使问题复杂化，如抗抑郁药可能会使不宁腿综合征症状恶化。在睡眠诊所，我们也遇见很多被诊断患有慢性疲劳综合征或纤维肌痛的患者，他们实际上患的是不宁腿综合征。不宁腿综合征可能是医生未能诊断出的最常见的疾病。怀疑自己患有运动障碍或正在接受抑郁症治疗的患者，最好向医生咨询自己是否患有不宁腿综合征，并确保详细描述症状。

在睡眠诊所就诊时，很多人可能被诊断为不宁腿综合征。标准的诊断顺序是：首先看患者的病史，随后是完整的临床访谈，并经常进行各种检查。

通过这一过程，我们推测可以发现以下症状：

① 忍不住想要动腿的冲动；

② 动腿或行走可以缓解冲动感；

③ 就寝时间内行走冲动加剧；

④ 晚上或深夜冲动变严重。

另外，其他部位的肌肉（手臂或背部）可能会受到影响，但不太常见。

如果认为患者可能患有不宁腿综合征，我们会对他进行血液检测，以确定是否存在贫血。红细胞中含有一种被称为血红蛋白的蛋白质，可携带氧气。当红细胞数量或血红蛋白水平太低时，会出现贫血。除了检查骨髓标本之外，检测是否缺铁的最可靠的方法是进行全血细胞计数检查，并测量铁蛋白水平。

但即使血量正常，人体的铁含量也可能减少。铁蛋白水平的正常范围比较宽泛，但是在正常范围内，铁蛋白水平越低，这个人就越有可能缺铁。美国国家卫生研究院认为，不宁腿综合征患者的铁蛋白水平如果低于75微克/升，就表明铁缺乏可能是致病因素。但铁蛋白水平检测存在一个弊端：当患者患有某些急性或慢性疾病，或有掩盖缺铁的炎症性疾病时，测量的铁含量可能高于实际水平。

在某些情况下，患者可能需要进行整晚睡眠检测。为了检测运动，需要记录胫骨前肌（小腿前肌肉）的活动。睡眠研究可以揭示，患者需要很长时间才能入睡，辗转反侧，以寻找舒适的睡姿。

不宁腿综合征患者清醒时胫骨前肌的活动增加。患者入睡后（可能需要几个小时），我们检测出肌肉重复抽搐，每隔20～40秒发生一次周期性肢体运动障碍症状。

尽管周期性肢体运动障碍的诊断是在睡眠时间内，确定超过每小时5次重复性抽搐的情况下，但大多数患者每小时的抽搐次数是这个数字的几倍。不宁腿综合征患者入睡后通常每小时有30～100次抽搐。我们在睡眠检测期间观察患者时，通常可以看到重复的动作。轻微抽搐也可以被检测到，因为每次患者抽搐，他们的脉搏（心率）就会增加。

有时，患者会向医生抱怨自己白天嗜睡。他们在就寝时间没有出现失眠或躁动的突出症状，但在夜间会有反复的抽搐。睡眠诊所的评估证实，这些抽搐大多与短暂的大脑清醒有关。这些短暂的清醒不仅改变了脑电波，还会在短时间内使心率增加。所以，睡眠质量下降还可能导致白天嗜睡。白天极度困倦的人应该询问医生睡眠检测是否适用。嗜睡可能由不宁腿综合征引起，也可能是由睡眠呼吸暂停或发作性睡病等共同导致的。

以下几项检测可以帮助诊断不宁腿综合征：

① 全血细胞计数，检查贫血；

② 铁蛋白、血清铁、总铁结合能力检测，检查铁含量；

③ 维生素 B_{12} 水平；

④ 叶酸水平；

⑤ 睡眠检测。

根据病情程度合理治疗

如果确诊为不宁腿综合征，就可以进行治疗。治疗的类型取决于严重程度以及检测结果。

在睡眠实验室，我不建议人们用自己的治疗方法，因为没有确诊的自我治疗可能很危险。例如，尽管缺铁可能是孕期内产生的，但也可能是其他严重的疾病造成的，如结肠癌或炎症性肠病。如果患者体内缺铁不严重，补充大量的铁可能会导致更严重的健康问题。

所以，如果患者被诊断为缺铁，就需要确定缺铁的原因。如果缺铁是不宁腿综合征造成的，医生通常可以让患者以片剂的形式服用几个月铁剂。但只有大约 1% 的口服铁会被吸收，因此需要很长时间。许多制剂或复合维生素含有很少的铁，不能满足人体对铁的需求。医生应该推荐含有适量可吸收铁的制剂。对于服用含铁药片有困难的人，特别是儿童，可以选用果味铁剂。因服用铁剂而便秘的人可以吃西梅干，能帮助改善便秘。在极少数情况下，注射铁剂可用于治疗缺铁。令人感到欣慰的是，经过正确治疗，效果超乎想象。但是，根据我的经验，如果缺铁多年，不宁腿综合征可能无法通过补铁改善。

有些不宁腿综合征患者不能从胃肠道吸收维生素 B_{12}，他们经常需要定期注射维生素 B_{12}。

孕期缺铁或缺乏叶酸的女性应该咨询医生，进行适当的补充。素食者需要寻找其他食物补充铁，例如麦麸片、鹰嘴豆、大豆和菠菜等。维生素 B_{12} 主要存在于肉类、蛋类和乳制品中。虽然一些植物产品含有维生素 B_{12}，但它们不是可靠的来源。素食者应考虑服用维生素 B_{12} 补充剂或食用强化产品，以保证每天摄入 1.5 微克（怀孕期间 2 微克）。

如果不宁腿综合征与引起疼痛的疾病（如关节炎）相关，医生可能会开诸如塞来昔布等非甾体抗炎药，来治疗关节炎和疼痛。

许多抗抑郁药会引起不宁腿综合征症状。如果不宁腿综合征与使用抗抑郁药物明确相关，患者应该与医生进行讨论，可以进行替代治疗。抗抑郁药若与不宁腿综合征无关，则可不用替代治疗。

改变生活方式也可以帮助治疗不宁腿综合征。如减少咖啡因摄入，少饮酒，少吸烟或戒烟。适量运动也有帮助。还可以学习放松技巧，如按摩和四肢冷热敷。有人发现，晚上冷敷腿或脚有助于减轻症状，不过其他人则相反。

许多医生对女性睡眠问题的认识不够充分，即使患者是亲属，也没有在诊断时提出关键的问题。不宁腿综合征是导致失眠的常见疾病，在女性中较为常见，尤其在女性怀孕期间，或者可能与月经周期失血后铁含量降低有关。在年老女性中同样常见。如果能够得到正确的诊断，大多数不宁腿综合征患者可以得到治愈。

第 14 章　睡眠呼吸暂停：成年人最常见

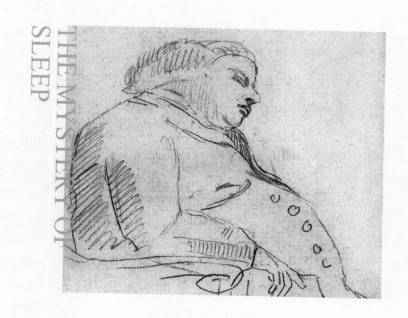

许多人睡觉时都会停止呼吸，但直到 40 年前，医学界才开始意识到它的危险。即使在今天，睡眠呼吸暂停也不易确诊，这种疾病可能对患者的生活造成毁灭性的破坏，甚至会导致死亡。

案例

农夫的女儿

某天早晨，一个14岁的女孩和她的父亲来找我。女孩身体微胖，一头金发，双颊通红。她坐着，忧伤而疲惫地盯着地板，不怎么说话。我注意到她的嘴巴总是有点咧，她的眼睛下有浅灰色的眼袋，这在十几岁的女孩中很不常见。她的父亲，一位穿着工作服、双手粗糙的农民，一直在向我说明他女儿的问题。

当我问他为什么来就诊时，这位父亲说："我的女儿反应有点迟缓。"他还说他的女儿学习有点困难，正在接受抗抑郁药物的治疗，但没有好转的迹象。

我告诉这位父亲，我想问他女儿一些问题，让女孩自己回答。女孩开始吞吞吐吐地说出自己的困扰：几年来，她在学校表现不太好，注意力不集中，在课堂上或在考试中经常睡着。大约一年前因为成绩不好辍学了。

我又问她父亲，他女儿是否打鼾。他说，女儿这几年来一直在打鼾，声音还很大。然后我问他，女儿睡着时有无呼吸停止的现象，他说有。

我开始为她进行体检，我知道可以用最简单的医疗仪器——手电筒，找到她的问题所在。我看到一大块肿大的扁桃体，在她的喉咙中间挤压着，几乎阻塞了她的呼吸道。

什么是睡眠呼吸暂停

　　睡眠呼吸暂停是一种严重的睡眠呼吸问题，症状可能包括打鼾、呼吸暂停、喘气、白天严重嗜睡等。大约 20 年前，医生才改变了旧有观念，在那之前，他们认为睡眠呼吸暂停主要是中年超重男性的睡眠紊乱，在女性（尤其是年轻女性）中罕见或不存在。我们肯定想不到一个 14 岁的女孩会患有这种疾病。

　　事实上，阻塞性睡眠呼吸暂停在男性和女性中都非常普遍，就像哮喘一样普遍。男性患病率大约是女性的 2 倍，但在女性中并不少见，在绝经后的女性中更常见，约 10% 的绝经后女性有睡眠呼吸暂停症状。根据 2015 年美国人口普查，美国大约有 490 万男性和 250 万女性患有睡眠呼吸暂停。它可能危害从新生儿到成年人等所有年龄段的人，并非只有超重人群。

　　通常，患有睡眠呼吸暂停的女性很少被诊断和治疗，此外，伴有睡眠呼吸暂停的女性常常因为误诊得到不当治疗。例如，患有睡眠呼吸暂停的女性经常接受抑郁症治疗。一位 29 岁的女性解释说："我有焦虑、嗜睡和抑郁症。我和医生说了这些，她建议我服用抗抑郁药。之后，医生建议我尝试另一种药物，但都没有见效。我开始意识到自己在工作上压力过大，我虽然不是很急躁，但有些时候觉得自己应付不来……我发现自己在床上睡很久，但从来没有感觉到精神焕发。我的体重一直在增加，感觉越来越差。"

2003 年，哈佛大学在《美国医学会杂志》上发表的研究指出，30 岁的男性在 10 年内发生睡眠呼吸暂停的概率是女性的 5 倍。到 50 岁时，情况却有巨大变化：女性在 10 年内发展成睡眠呼吸暂停的可能性是男性的 2 倍。

此外，女性更可能患睡眠呼吸暂停的变种，被称为上气道阻力综合征，目前还不知道患有该种疾病的女性所占的百分比。儿童可能会出现睡眠呼吸暂停，因为他们出生时脸部异常（例如下颚小），也可能与扁桃体肿大、腺样体肥大或肥胖有关。

睡眠呼吸暂停的发现

20 世纪 70 年代以前，患有睡眠呼吸问题的人怎么办？医生通常会对一些患者的临床病史终生难忘。1971 年 7 月至 1972 年，我在芝加哥迈克尔·里斯医院当实习生时，遇到过这样的一名患者。

当时，我正在查房，其中一名女性患者让我完全陷入困境。医务人员正准备确诊她严重的不由自主嗜睡的原因。几乎每次查房，她都睡得很熟，当她醒来的时候，依然显得昏昏欲睡。然而她所有其他方面的状况都正常。不过，她超重了 40 多千克。我向她解释，她可能患有皮克威克综合征（贪睡症）。

查尔斯·狄更斯在他的第一部小说《皮克威克外传》（*The Pickwick Papers*）中，通过一个名叫乔的胖男孩描述了这种特征：他打鼾且不断感到困倦。小男孩第一次露面时，被形容为"一个胖胖的红脸男孩，处于睡眠状态"。

据我所知，皮克威克综合征的病因是患者没有吸入足够的空气，因此导致氧气吸入不足。人们也普遍认为，这种患者白天困倦，是因为他们清醒时体内的二氧化碳水平过高。但是当我们测试患者的二氧化碳水平时，其含量是正常的，跟其他意识状态下的血液检测结果一样。结果证明这位女性患者没有患皮克威克综合征。此外，据我了解，她的症状并不符合任何其他综合征。我和她的主治医师都感到困扰。

大约两年后，当我在蒙特利尔皇家维多利亚医院当医生时，我遇见了一位和刚提到的女性患者的表现差不多的患者。这位患者是位男士，他还有另外一种症状：睡觉时伴癫痫发作。

有一天晚上，我正在查房时，观察到他睡觉时呼吸停止了，我想知道这与他的嗜睡和癫痫发作是否有关。我的推测很快应验了，之后，我开展了加拿大第一项睡眠呼吸研究，并发表了该领域的第一篇论文。

我在研究中发现，睡觉时，患者的呼吸道经常阻塞，停止呼吸时，其心率会下降，有时心脏停止跳动长达 10 秒钟。当大脑由于心跳停止而缺血时，可能会诱发癫痫发作。现在我们可以解释患者的嗜睡和癫痫发作的原因了。我们切开了患者的气管，他的嗜睡得到治愈，再也没有发作过。

我在 20 世纪 60 年代中期遇到过一个睡眠呼吸暂停的病例，但过了许久，欧洲医学杂志才隐晦地报道。

事实上，睡眠呼吸暂停并不新鲜，虽然直到 20 世纪 70 年代才被临床所认识，但从狄更斯作品中的胖男孩和最早的历史人物中可以看出，它已经存在了几千年。只要有肥胖的人，这种病症就一直存在。

在公元前 360 年，赫拉克利亚（现为克里特岛上的伊拉克利翁）的暴君狄奥尼修斯（Dionysius）因为超重，在公开露面时只允许观众看他的头。历史资料显示，他有嗜睡的倾向，因此他睡觉时雇人用长而细的针刺自己，可能是为了保持呼吸。但是，仆人们失职了，他最终被自己的脂肪"呛死"了。

1908 年，当选的美国第二十七任总统威廉·霍华德·塔夫脱（William Howard Taft）在执政期间出现了睡眠呼吸暂停，但他的医生并没有搞清楚他患病的原因。塔夫脱超重、打鼾，4 年任职期间都是昏昏欲睡的状态。1912 年他离开白宫，成为耶鲁大学法学教授时，仍然肥胖，需要坐在宽大的椅子上。之后，塔夫脱很快就减掉了多余的体重，治愈了睡眠呼吸暂停。8 年后，他成为美国最高法院的首席法官，在那之后，他再没有出现睡眠呼吸暂停的症状。

睡眠呼吸暂停的原因

睡眠呼吸暂停最常见的原因是上呼吸道阻塞，可能导致阻塞性睡眠呼吸暂停。通常，上呼吸道保持开放，但是各种问题会损害周围肌肉影响通道开放的能力。进入肺部的空气通过鼻腔然后转到软腭后面、喉咙（咽部），最后进入肺部。任何干扰空气流向的情况都可能导致睡眠呼吸暂停。因此，肥胖导致鼻腔阻塞，扁桃体被推到狭窄的呼吸道，都可能导致阻塞性睡眠呼吸暂停。对于患有这种疾病的人来说，呼吸道在醒着时是开放的，但是在睡着的时候是阻塞的。他们睡觉时不能同时呼吸。

儿童睡眠呼吸暂停可能是由于扁桃体肿大和腺样体肥大、肥胖，甚至是下颚异常（通常是遗传的）或面部结构异常引起的，且十分常见。

在成人中，睡眠呼吸暂停最常见于肥胖的人，或者像儿童一样，由于下颚异常或面部结构异常引起。

在不太常见的类型中，问题出自中枢神经系统，导致中枢性睡眠呼吸暂停，从神经系统到用于呼吸的肌肉的电脉冲减少。这种疾病有时会在神经系统异常时发生，或发生在心力衰竭患者身上，也可能发生在中风患者或麻醉性疼痛药物的反应中。

当人们停止呼吸时，血液中的氧气水平下降，二氧化碳水平上升。血液中含氧量过低会迫使心血管系统运转强度增大，而心率和自主神经系统的变化可以使血压升高。二氧化碳水平的增加也会影响血液循环，特别是大脑的血液循环。结果可能导致患者出现头痛。为了恢复呼吸，大脑需要"醒"来，打开呼吸道。有睡眠呼吸暂停的人每晚会醒来数百次。这些干扰会使睡眠质量变差，从而导致患者白天严重嗜睡。

在上气道阻力综合征中，女性睡眠呼吸暂停的变异更为常见，呼吸道并未完全阻塞。不能整夜安眠是由打鼾或鼾声引起的。

在研究睡眠呼吸暂停患者时，我们目睹了最糟糕的事件发生，当时他们正在做梦。其中一个原因是，人们在快速眼动睡眠中会瘫痪，所以保持气道畅通的肌肉也出现瘫痪。另外，快速眼动睡眠时身体的防御机制受到抑制。通常情况下，有些系统可以保护我们免于低血氧和高二氧化碳水平，维持呼吸的顺畅，必要时会唤醒我们。这些报警系统似乎在快速眼动睡眠中会被抑制。直到氧气水平非常低，二氧化碳水平非常高的情况下，防御机制才开始工作。在一些有睡眠呼吸暂停的女性患者中，她们呼吸变得异常的唯一时期是在快速眼动睡眠期。

打鼾与睡眠呼吸暂停的关系

睡眠呼吸问题非常普遍，几乎每个人的人际圈里都有一两个人。最常见的睡眠呼吸问题是打鼾和睡眠呼吸暂停。相比睡眠呼吸暂停，打鼾不太严重，但可能会导致家庭冲突，因为鼾声可能严重扰乱家人的睡眠。睡眠呼吸暂停是一种人们在睡眠中停止呼吸的异常现象，可能会毁掉一个人的生活，甚至导致死亡。虽然打鼾可能是睡眠呼吸暂停的症状，但不是每个打鼾的人都有睡眠呼吸暂停的症状。

如果人们在睡眠时呼吸伴随巨大的噪声，通常意味着睡眠者的上呼吸道被阻塞。打鼾可能非常吵闹，而且破坏性很大，夫妻不得不分床睡，甚至分房睡。

绝大多数打鼾的人没有健康问题。如果打鼾者没有白天嗜睡的症状，并且睡眠时从来没有呼吸停止的现象，血压也正常，那么打鼾就不是健康问题。

没有其他睡眠问题症状或健康问题的打鼾者，可能不需要进行整晚的睡眠检测，但应该考虑做医疗评估，或者至少测测血压。除了常规检查外，医生可能需要弄清打鼾者的鼻子是否"闷着"了（也许患者对枕头填充材料过敏等）。医生可能会问打鼾者是否曾经有过鼻子破裂的经历，或者是否因喉咙痛（口呼吸引起）而醒来。医生会检查患者的呼吸道，确保没有异常情况，如鼻子歪斜或鼻塞，扁桃体肿大或其他肿块。医生还会检查患者的下颚，看它是否太小或太靠后，以及患者的牙齿是否覆咬合（上门牙盖住部分下门牙）、舌头是否连接到下颚。如果下颚太小或太靠后，舌头会过于靠后，这会阻塞呼吸道。这可能是儿童打鼾的原因。这些检查可能会有助于发现打鼾的原因，继而对症治疗，改善伴侣和家人的睡眠质量。

没有打鼾史的女性可能会在怀孕期间开始打鼾，这种症状可能与多种因素有关，例如体重增加、妊娠期激素水平升高。有些女性发现自己因体重过重而出现鼻塞，上呼吸道的空间减小。而怀孕期间体内增加的激素，被医学界认为可以放松某些组织，并使呼吸道变得柔软。在任何一种情况下，呼吸道都可能部分被堵塞，造成打鼾。通常，怀孕时打鼾不是大问题，但最好向医生咨询，以确定是不是睡眠呼吸暂停或先兆子痫的标志。妊娠期黄体酮水平会升高，除了参与生殖外，它也是一种呼吸兴奋剂，能保护孕妇免受睡眠呼吸暂停的困扰。

打鼾不是一种疾病，我不推荐进行任何外科手术，除非别无选择，例如患者鼻中隔偏曲。没有健康问题时，我认为手术并非治疗首选。多年来，我见过很多患者因为打鼾而接受了手术治疗，但并没有解决根本问题。常见的手术类型包括去除软腭的组织。如果障碍物位于其他地方，例如舌头后面，或者患者的下颚太小，外科手术也不能解决问题。对于没有健康问题的打鼾者，比较合理的治疗方法包括减肥、避免饮酒和服用导致睡眠的药物，以及各种牙科用具和其他小工具。

减肥。大多数打鼾者都超重，对他们来说，最困难但是最有效的治疗就是减肥。有时，稍微减轻体重就能得到出乎意料的好效果，有时则需要更大程度地减轻体重。

2003 年，《美国医学会杂志》上发表的一篇对女性长达 6 年的研究报告发现，每天看两小时电视的女性，肥胖的风险增加了 23%，发展为糖尿病的风险增加了 14%。她们看电视时间越久，风险就越大。如果观看了 4 小时的电视节目，那么肥胖的风险会增加 100%，糖尿病的风险则增加 28%。同样的研究发现，每天快走一小时，肥胖的风险降低 24%，患糖尿病的风险降低 34%。

避免饮酒和服用导致睡眠的药物。一种被广泛推荐的治疗打鼾方法是：不饮酒及含酒精的饮料，特别在睡前。酒精会通过降低上呼吸道开放的肌肉张力，加重打鼾。如果可能的话，打鼾者还应该避免服用可能导致类似状况的药物，包括一些安眠药和其他睡眠诱导剂，如用于感冒和过敏的某些类型的抗组胺药物。如果药品说明书上标有关于引起困倦的警告，该种药物可能会增加打鼾的程度。

牙科用具和其他小工具。使用牙齿矫治器可以帮助下颚较小或牙覆咬合的打鼾患者。这些器具类似于拳击手或足球运动员佩戴的牙套，能将下颚向上支撑，向前拉，使舌头向前，扩大呼吸道。但是必须确保适用于患者的牙齿和下颚尺寸，而且只能在睡眠时佩戴。

很多小工具也可用于治疗打鼾，但有些人可能不适用。最常用的是医用黏合剂，能帮助鼻孔和鼻孔处的气门张开。有些小工具则可以让打鼾者保持侧睡姿势，侧睡姿势可以减少打鼾。

睡眠呼吸暂停的常见征象

当我还是一名医学生时，老师教导过我，如果能够了解所有有关梅毒的知识，那么我就会知道所有医学知识。当然，这是夸张的说法，老师想强调的是，梅毒是一种可以影响许多器官、系统的疾病，包括神经系统和心血管系统。此外，患者可能有许多不同的症状。因此，通过了解梅毒，医学实习生可以了解这些系统，从而了解内科和微生物学的许多方面的知识。

我相信睡眠呼吸暂停也是如此。如果我们知道睡眠呼吸暂停的所有相关知识，就会知道很多关于药物的知识。睡眠呼吸暂停影响许多器官、系统，患者就诊时能说出诸多令人眼花缭乱的症状。也许医学认清这种疾病之所以花了这么长时间，是因为它的症状太多。此外，男性和女性的症状并不总是相同的。

睡眠呼吸暂停性失眠被忽视的另一个原因是，嗜睡从未被认为是一种病症。医生不会问患者是否嗜睡。

睡眠呼吸暂停最重要的症状是睡眠时出现嗜睡、打鼾和呼吸停止。对于女性来说，失眠也是一个重要的症状。

嗜睡

患有睡眠呼吸暂停的人经常在低刺激的情况下睡着，如看电视、在医生办公室，或在旅途中的汽车上等。另外，即使少量的酒精也会使嗜睡程度大大增加。他们可能会在有危险的时候入睡，比如在驾驶汽车或驾驶飞机时。我遇到的最不寻常的两个病例，一个在自己的婚礼上（站立时）开始打鼾，另一个在做爱过程中睡着。在这两种情况下，伴侣都应立即向医生咨询。

打鼾

许多阻塞性睡眠呼吸暂停患者认为自己睡得很好，因为他们听不到自己的鼾声，所以他们认为自己不打鼾，也不知道自己打鼾打扰了他人。在我的睡眠诊所里，我让患者看关于他们在睡眠检测期间睡觉的视频，他们经常说："我的天啊，这是我吗？我的家人都经历了什么？"

酒精会使打鼾声更响，更严重。通常没有其他呼吸暂停症状而只是打鼾的人，在少量饮酒后，睡觉时可能会停止呼吸。

呼吸暂停

"呼吸暂停"这个词的意思是"不再呼吸了"。虽然伴侣可能会想，打鼾者的任何沉默都是好事，但事实并非如此。当一个打鼾的人突然变得沉默的时候，"听众"通常会等待呼吸（和打鼾）的恢复。这在夜间可能会一遍又一遍地重复。对于"听众"来说，比大声打鼾更糟糕的是"噪声—安静"的重复循环。这一现象是睡眠呼吸暂停的第三个主要特征。

身心病症

呼吸停止会影响身体的多个器官，这可能导致许多其他症状，甚至比迄今为止讨论过的几个症状更让人头疼。有睡眠呼吸暂停的人可能会抱怨自己醒来后有窒息感或头痛（无论是夜间还是早晨）的感觉，失去对性的兴趣，晚上经常去卫生间，出现心血管疾病症状和胃灼热。

在一些患者中还出现了伪装精神疾病。人们抱怨的那些症状可能与抑郁症或其他疾病相似。

肥胖

世界上所有年龄群体正处于流行性肥胖时期。据估计，到 2025 年，全世界将有 18% 的男性和 21% 的女性成为肥胖人群。目前，约三分之二（40年前不到四分之一）的美国成年人超重。2016 年，美国疾病预防控制中心报告说，35% 的美国男性和 40% 的美国女性肥胖（体重指数超过 30，正常范围为 18.5 ～ 25）。1960—2012 年，北美过度肥胖人口的比例增加了 6 倍多。过度肥胖人群中有一半的人可能患有睡眠呼吸暂停，他们也更有可能患心血管疾病和糖尿病。大约 75% 的睡眠呼吸暂停患者都肥胖，症状通常在体重大幅增加后开始出现。在我的诊所，睡眠呼吸暂停的成年患者的平均体重指数为 33，甚至儿童也变得肥胖，其中许多人现在也患有睡眠呼吸暂停。

而在年轻人中，健康的运动员一旦超重，都会出现睡眠呼吸暂停。

如何识别他人的睡眠呼吸暂停呢？从本章提到的症状来看，当出现睡眠呼吸障碍时应该相对较容易就能够识别。响亮的、挣扎的鼾声，以及呼吸受阻的安静时期，都是令人恐惧的。但是，症状通常会缓慢地出现，直到一些戏剧性事件发生，才会敲响家庭警钟，比如，患者在开车时睡着了，错过了重要的会议，或在错误的时间睡着。一般来说，如果观察到伴侣打鼾，他睡着时呼吸停止，性格有变化（烦躁不安、注意力不集中等），或者不合时宜地入睡，他可能有睡眠呼吸暂停。

许多人，即使是那些严重的睡眠呼吸暂停患者，可能不会认为自己有问题，并认为自己的睡眠质量很好。只有当他们看到自己的睡眠视频记录时，才意识到问题的严重性。配偶或伴侣应坚持向医生咨询，以确保问题得到评估，或者录制一段患者的睡觉视频。

如上所述，睡眠呼吸暂停可发生在任何年龄阶段，包括儿童。儿童睡眠呼吸暂停的症状和原因可能与成年人不同，父母应该记住一些一般的规则：如果孩子在夜间经常大声打鼾并有呼吸暂停的情况，则表明孩子可能患有睡眠呼吸暂停；如果这种症状与睡眠紊乱相关，例如移动颈部或下颚以打开呼吸道，这是另一个指标。一个扁桃体肿大、体重超重或下颚小的孩子可能会有呼吸道阻塞。如果它是由下颚异常引起的，正畸评估和治疗通常可以治愈睡眠呼吸暂停。

白天昏昏欲睡的孩子似乎有注意缺陷多动障碍。换句话说，他们可能看起来多动，而不是困倦。睡眠呼吸暂停在儿童中非常常见。2012 年，美国儿科学会建议，所有儿童在正常就诊时，都要进行睡眠呼吸暂停筛查。

你有多少风险因素

图 14-1 显示的柏林问卷是评估一个人患睡眠呼吸暂停风险的。我已经略微进行了修改，不仅包括超重的人，还包括可能导致睡眠呼吸问题的下颌骨异常，或其他异常的人。但就像任何评估风险的工具一样，它可能会出现高估或低估的情况。如果你觉得自己有睡眠呼吸障碍，应该尽可能准确地向医生描述症状，或让家人陪伴你。当你去看医生时，请拿出这份完整问卷的副本，以说明自身情况。

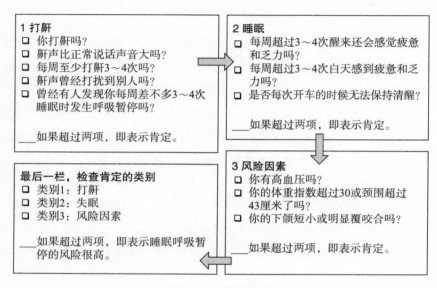

图 14-1　柏林问卷

　　问卷显示了一个人有睡眠呼吸暂停的统计可能性。像大多数工具一样，它并不完美。一些得分高的人可能不会有睡眠呼吸暂停，而一些得分低的人可能会有。问卷的衡量标准是较贴近现实情况的，所以它会遗漏很少可能有睡眠呼吸暂停的人。使用此工具和上述其他测试，医生将能确定你是否应该咨询睡眠医学专家。

　　通常，在得到正确诊断之前，被误诊为睡眠呼吸暂停的普通人会找许多医生咨询。某项研究显示，睡眠呼吸暂停的患者在得到正确诊断前的 10 年内，会比正常人更频繁地就诊。大多数医生不会想到患者存在睡眠质量、打鼾，或者白天困倦等问题。许多医生仍然认为，睡眠呼吸暂停是只有肥胖中年男性才会得的疾病，因此，他们经常会误诊女性和儿童。

　　在我的睡眠诊所中，被诊断为睡眠呼吸暂停的患者的平均年龄在 50 岁左右，但是很多患者在被诊断时症状已经持续了 5 ～ 10 年。我的一些患者由于这种疾病失去了工作和家庭。许多人正在接受错误的治疗，如抑郁症治疗，服用了不必要的药物，而且可能会有严重的不良反应。睡眠呼吸暂停患者更容易出现高血压、心脏病发作、心力衰竭或中风。

许多患者曾经开着车就睡着了，他们有些人是卡车司机、铁路工程师或飞机驾驶员。一些国家的研究表明，睡眠呼吸暂停的患者发生车祸的风险要大得多。医生需要把驾车时睡着的现象与患者的睡眠问题联系起来。2013 年 12 月，在纽约布朗克斯的一列火车上，一名之前未被诊断出睡眠呼吸暂停的铁路工程师睡着了，导致火车出轨，4 人遇难，61 人受伤。

如果医生初步怀疑你有睡眠呼吸暂停，他会询问你的睡眠和白天嗜睡情况。如果医生怀疑你有睡眠呼吸暂停，他可能会将你转诊到睡眠诊所，以进行夜间睡眠检测。这种检测也可以在患者家中进行，但是家庭检测通常不像在实验室中进行得那样全面。

睡眠检测有助于发现睡眠呼吸暂停

为了证明睡眠呼吸暂停的存在，睡眠检测会通过评估患者脑电波来确定患者是否在睡觉；通过眼电测试来观察患者何时处于快速眼动睡眠；检测心律、血氧水平，胸部和腹部呼吸时用力是否正常，以及通过鼻子和嘴前的气流指示器来判断患者是否在呼吸——整夜都会持续检测。

图 14-2 显示了睡眠研究中的一些测量结果。这些测量结果显示患者有睡眠呼吸暂停。左侧显示人醒着时观察到的现象，右侧显示人睡着时的情况。人清醒时，呼吸和气流规律，血氧水平稳定。人睡着的时候，虽然呼吸持续着，但有时气流为零。每次停止呼吸，血氧水平下降到极低水平，氧气水平不稳定。每次心跳都会上下起伏。这种现象每分钟发生一次。

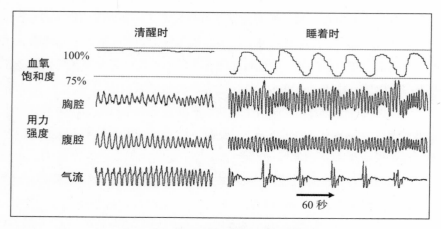

图 14-2　某项睡眠研究中的检测量表

　　而在脑电图检测时，在患者每次开始呼吸之前，脑电图上会显示一个清醒片刻。典型患者停止呼吸，每小时醒来约 30 ～ 45 次。每小时停止呼吸少于 15 次表明轻度呼吸暂停，15 ～ 30 次算正常，但次数超过 30 多次就不正常了。我们还录下整个晚上的视频，当患者第二天早晨看到自己的睡眠研究结果时，他们常常会害怕，开始意识到与这些事件相关的危险，并意识到治疗的必要性。

改善睡眠呼吸暂停的可行方案

减肥和一般措施

　　治疗睡眠呼吸暂停的方法有很多，包括本章前面所讲的减肥、戒酒、服用某些药物、使用牙科用具，或打开呼吸道的特殊治疗，以防止睡眠中呼吸道被阻塞。

当我对患有睡眠呼吸暂停的患者进行诊断时，我会向他们描述我多次观察到的现象。对于 45 岁的睡眠呼吸暂停患者来说，症状仍然时有时无，并且可能处于合理的健康状态。对于超重的 55 岁的睡眠呼吸暂停患者，他们可能已经有心脏病发作等重大心血管疾病，糖尿病也是多发疾病。超重时，关节承受着极大的压力，因此臀部和膝盖特别脆弱。他们的膝盖或臀部也可能患有关节炎。由于膝关节和髋关节的问题，患者不再像以前那样活动，因此运动量减少，导致体重上升。我经常听到患者说："我没法在跑步机上跑步、走路或骑自行车，所以不能减肥。我没有办法做运动。"我告诉他们可以去游泳。在水中走，能帮助负重关节消除压力，是一种很好的运动方式。在水中的其他监督练习也有益。伴随着规律的锻炼，患者需要正常摄取食物。如果一个人减肥总是失败，那么肥胖可能是由其他疾病引起的。这样的患者应该寻求专业帮助，在过度肥胖的情况下可以考虑减肥手术。

打开阻塞呼吸道的方法

当阻塞性睡眠呼吸暂停确诊后，通常建议患者采用前面提到的治疗打鼾的方法。当这些治疗无效时，如果是严重的肥胖、呼吸暂停，或者其他非常严重的情况，我建议采取更有力的治疗方案，比如持续气道正压通气治疗。

持续气道正压通气治疗。这种治疗方法是让患者戴上面罩，通常戴在鼻子上，但有时戴在嘴上。然后通过一个软管连接到一个烤面包机大小的机器上，用产生的压力打开呼吸道。持续气道正压通气治疗通常可以消除打鼾，有效地恢复正常呼吸。这种治疗方法并不适用于每个人，因为有些患者很难习惯鼻腔内的压力，他们可能出现鼻塞或流鼻涕。虽然有时系统会加湿，但有些人仍然难以适应。在严重睡眠呼吸暂停病例中，70% 的患者反映持续气道正压通气治疗可以容忍且有效。对于担心机器噪声将取代打鼾患者的噪声的伴侣而言，他们并没有得到想要的安宁，不过，有些机器相当安静，就像一台安静的空调。

其他正压通气呼吸机。持续气道正压通气机器能产生有效的压力。机器也可以自动调整（自动滴定或全自动正压呼吸机），并提供两种压力（双层机或双水平正压通气机）。除了打开呼吸道之外，有些机器还可以帮助患者呼吸。睡眠医学专家通常会介绍机器类型、面罩类型，以及如何设置。现在，我们可以通过无线方式连接控制机器，从而远程监控患者的治疗情况。患者还可以通过使用与正压通气呼吸机连接的智能手机来查看自己的行为。

牙科用具。除了帮助治疗打鼾之外，对于一些睡眠呼吸暂停的患者来说，定制（通常是牙科医生或正畸医师）口腔用具也非常有效。这些机器只在夜间佩戴，而且具有矫正作用，将下颚向上部和前部支撑。由于舌头连接在下颚上，向前移动下颚使舌头向前移动，从而增加了呼吸道的空间。

呼气正压通气鼻贴。这种治疗方法是把一个小型一次性单向阀插入患者鼻孔，用一条胶带贴在鼻子上。

手术。如果睡眠呼吸暂停是由明显的问题引起，例如扁桃体肿大或下颚结构异常，手术就可以解决问题。在较严重的病例中，患者对持续气道正压通气无反应，这时可能需要气管切开术。患者通过脖子前方的一个孔呼吸，而不是嘴巴或鼻子。虽然具有高度侵入性，但直到20世纪80年代中期，这是唯一可用且有效的治疗方法，也是当时的睡眠呼吸暂停患者最后的治疗之选。

睡眠的秘密

THE MYSTERY
OF SLEEP

还有一种用于打鼾和睡眠呼吸暂停的治疗手术是去除软腭后部的组织，包括喉咙后面的悬雍垂。这种手术借助手术刀、激光、无线电波和新型机器人来完成。如之前所述，很多人对这种手术的反应不是很好，因此大多数睡眠医学专家不推荐手术作为首选疗法。

2014 年，美国食品药品监督管理局批准了一种在美国境内可实行的新型外科手术，该手术会刺激舌神经，通过与心脏起搏器中使用的相同类型的装置来实现治疗，由耳鼻喉科医生在全身麻醉下植入患者体内，通常在其他治疗都无效时才推荐，如果患者过度肥胖（BMI>30），则不建议这样做。

另外，睡眠呼吸暂停的人会觉得自己坐着时睡得最好，这些人可能会从小睡中受益。

治疗睡眠呼吸暂停患者嗜睡的方法是打开阻塞的呼吸道。睡眠呼吸暂停患者每次睡眠时都应使用持续气道正压呼吸机，包括午睡期间。

我曾经被邀请为一群家庭医生做关于睡眠问题的讲座。当时房间很小，邀请我演讲的是一个瘦小的年轻医生。我的讲座一开始，他立马就睡着了。我叫醒了他，向在场观众展示了如何与有睡眠问题的患者面谈诊治。当我问他开车的时候是否会睡着，他说："每个人不是都这样吗？"这位医生在开车的时候总会睡着，所以他认为这很正常。他下颚较小，有阻塞性睡眠呼吸暂停的典型病史，当他开始佩戴口腔用具时，症状慢慢消失了。

特殊人群的应对疗法

准妈妈和新妈妈

有些女性在怀孕前就有睡眠呼吸暂停，而有些女性如果怀孕期间体重大幅度增加，也会出现睡眠呼吸暂停。有睡眠呼吸暂停的孕妇应该接受评估和治疗，因为她们可能容易患高血压或严重的先兆子痫。有医学证据表明，睡眠呼吸暂停的孕妇所生的婴儿可能比一般婴儿瘦小。如果孕妇睡觉时血氧水平太低，婴儿就不能吸收足够氧气。如果孕妇没有得到治疗，随着孕期发展，症状和睡眠质量将会恶化。如果无法缩短工作时长或减少工作量，怀孕的女性最好考虑休假。对于未经治疗的睡眠呼吸暂停的孕妇，最好不要开车。

　　婴儿出生后，新妈妈必须保持警惕，时刻照顾婴儿。诊断出患有睡眠呼吸暂停的新妈妈，应该在诊断一开始就开始持续气道正压通气治疗，或者至少睡觉时身体与床面呈45度的姿势，并在婴儿出生后继续使用。伴有睡眠呼吸暂停的新妈妈，应继续使用持续气道正压通气治疗，直至体重减轻，呼吸暂停症状消失。

绝经的女性

　　进入更年期后，女性发生睡眠呼吸暂停的可能性大约是之前的3倍。原因在于，在绝经期间，保护女性免受呼吸暂停的性激素水平下降；此外，许多女性在这个时期体重增加。但并非所有睡眠呼吸暂停的绝经女性都肥胖。

　　2003年的一项研究表明，激素替代疗法似乎可以改善一些绝经后女性的睡眠呼吸暂停症状。这是目前医学界正在积极研究的领域。

　　睡眠占了一个人生命的三分之一，具有非常重要的意义。良好的睡眠可以激发一个人白天的活力，而睡眠不好等睡眠问题会造成生命危险。患者和医生都应重视睡眠，这样睡眠呼吸暂停的症状就不难诊治。

第 15 章 发作性睡病：
青春期最常见

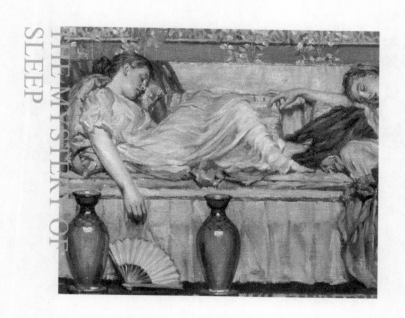

清醒时人们如何做梦？睡眠问题如何影响肌肉张力？对
于常被忽略的具有破坏性的发作性睡病，通常在症状出
现后几年，甚至几十年后才被诊断出来。

医学专业大一新生

　　某一年，在一个为期一年的医学课程讲座结束时，七八个学生向我讲述他们的睡眠问题。我对此并不感到惊讶，只要了解某种疾病，医学生就会思考自己是否有这种疾病。其中有一个人，由于日程安排很紧张，没有足够的睡眠时间而导致白天嗜睡。大部分来上课的学生，白天听完课后，晚上都要学习很长时间。他们在课上喝咖啡，有几个人在课上会犯困。

　　有一位困倦的学生出现了我在演讲中提到的另外一种症状。不幸的是，这种症状持续好几年了，她错误地认为每个人都有这种症状。

　　她告诉我，每周她大约有两次会从梦中醒来，发现自己身体"瘫痪"了。她可以呼吸，但不能移动手臂、腿或头，也不能说话。这个问题大概在五六年前就已经开始了，特别是当她做噩梦时，她吓坏了。而且"瘫痪"不是唯一的症状，当她睡着的时候，甚至在她开始入睡之前，她就会经历梦幻般的情景。有时她会做生动的梦，但不知道自己是清醒的还是睡着了。她长期有这些症状，她的姐姐也有相同的症状，所以她认为每个人都有。但其实周围的其他人都没有。

　　后来，我鼓励她去看医生并接受诊治，给她分享了一个成功治疗的案例，她觉得看到了希望。

什么是发作性睡病

发作性睡病是一种由脑部化学物质异常引起的慢性神经疾病，继而导致一系列复杂的症状，包括严重嗜睡、入睡时有生动的梦幻图像（入睡前幻觉）或惊醒（半醒幻觉）、醒来瘫痪（睡眠瘫痪）和突发暂时性肌无力（猝倒）。最常见的症状是在不合时宜的情况下入睡。发作性睡病患者常常入睡困难，更别提整夜安睡了。发作性睡病最常见于十几岁的青少年，男性和女性的受影响程度相似。

世界各地的科学家一直试图研究出发作性睡病在人群中的比例，但结果似乎因地区而异。发作性睡病在日本似乎非常普遍，但在北美，据估计每2000人中约有1人受影响，目前大多数人还没有被诊断出来。

1997年，针对大量患者（女性占63%，男性占37%）进行的一项研究报告称，大多数患者在发作性睡病确诊之前症状大约已持续了15年。发作性睡病的人经常被诊治为其他疾病，通常是抑郁症，但其实他们没有抑郁症。当孩子因太累不能集中注意力时，可能会被误诊为注意缺陷多动障碍或注意缺陷障碍。有些医生认为，白天昏昏欲睡的女性可能患有抑郁症。误诊不仅延误了正确的治疗，一些药物可能会使病情恶化。青少年时期的孩子经常出现这种疾病。发作性睡病患者也有发生车祸的风险。而对于兼顾工作与家庭的患者来说，发作性睡病是毁灭性的。当一个人不能保持清醒时，进入工作状态非常困难，与他人保持良好关系成了一项挑战。简而言之，发作性睡病可以毁掉一个人的生活。因此，患者必须尽快得到正确的诊治。

目前的观点是，发作性睡病似乎是由于大脑对快速眼动睡眠的异常调节所致。正如我们所知道的，在快速眼动睡眠期间，人类会暂时瘫痪（其他哺乳动物和鸟类等所有高等生命形式中也存在）。在快速眼动睡眠期间，绝大部分肌肉都处于瘫痪状态，而维持生命所必需的肌肉保持正常，例如呼吸肌（膈肌）、心肌以及消化系统的一部分肌肉。

目前，科学家们在了解快速眼动睡眠所涉及的大脑回路和化学物质方面，已经取得了长足的进步。有一个假设是，快速眼动睡眠期间，我们的身体已经瘫痪，所以我们对自己的梦不能作出身体上的反应，但是这仍然不能解释为什么我们会做梦，为什么我们在快速眼动睡眠期间瘫痪。在通常情况下，成年人入睡大约90分钟后才有可能经历第一次快速眼动睡眠。此后，他们将以大约每90分钟的间隔发生一次快速眼动。大多数人每晚会做3～5次梦，在做梦时处于瘫痪状态。

发作性睡病其中一个症状是，患者会在不合时宜的情况下，进入快速眼动睡眠状态。有时候，一位昏睡患者从梦中醒来，快速眼动造成的瘫痪依然存在。曾经有一位18岁的发作性睡病患者描述了他的梦境："我看到一个人在窗前，脸是尖的，当他意识到我看见他时，他转身离开，他整个头部后面都是金属板，就拧在他的头后面。这是我在非常年轻时做过的一个梦，有时还会做和这个人有关的梦。在做这个梦的时候，我很难相信这个人不是真实的，因为我认为自己是清醒的。"

　　尽管我们并不确定发作性睡病是什么原因引起的，但找到了许多意想不到的线索，比如对杜宾犬和老鼠的研究。科学家已经发现有几种犬类易患发作性睡病，如杜宾犬、拉布拉多猎犬、贵宾犬、腊肠犬和一些杂交品种的犬类。最近，一种新发现的化学物质可能发挥着重要作用，也帮助科学家在寻找引起发作性睡病的病因方面，取得了巨大的飞跃。这种化学物质被称为"食欲肽"或"下丘脑泌素"。研究表明，发作性睡病患者不能产生足够的食欲肽，或者神经系统中的受体可能已经停止对这种化学物质的充分响应。相关实验表明，在实验动物中，负责合成这种化学物质的基因被消除了，因此动物表现出嗜睡、睡眠攻击和猝倒的特征。这种化学物质及其功能的发现，将帮助科学家和医生更好地理解和治疗发作性睡病。

　　医学界认为，发作性睡病具有遗传性和自身免疫性。人们生下来不会有障碍，症状通常会突发出现，有时轻微感染后出现症状，脑损伤或脑震荡后也可出现相关症状。近来报道表明，基因变异以及某些症状出现与年龄密切相关。

　　发作性睡病显然也可以由化学物质引发。在 2009 年至 2010 年冬天，全世界都在努力遏制甲型 H_1N_1 病毒（猪流感病毒）的传播。一种含有"增强剂"、名为"ASO_3"的化学制品在芬兰、瑞典和英国被广泛使用。一些有遗传易感性的儿童和青少年接种了该产品后，出现了发作性睡病。

　　发作性睡病的另一个症状可能会使患者感到不安：突然失去肌肉控制能力。当患者清醒并且变得兴奋时，也可能发生。例如，在听到一则笑话之后，发作性睡病患者可能会感到快速眼动睡眠的一些症状出现，导致暂时性的瘫痪，患者会突然倒下。有位患者说，她觉得自己就像一个木偶，每当听到笑话时，所有的连线都被切断了。然而，即使患者不能移动，他们也是清醒的，有意识的。猝倒的女性在做爱时可能不会出现性高潮，因为她们试图避免猝倒发作。在其他时候，肌肉失去张力的部位更有限，可能只涉及面部或颈部的肌肉。有时会被误诊为癫痫发作。

根据症状和最近对脑机制的理解，医生已经定义了两种类型的发作性睡病：发作性睡病伴猝倒（Ⅰ型发作性睡病）和非猝倒发作性睡病（Ⅱ型发作性睡病）。科学家认为，Ⅰ型发作性睡病是由于食欲肽水平低引起的，检测这种疾病的方法是测量神经系统的血液内该种化学物质的水平。

如何辨别孩子是否患有发作性睡病

父母和儿童看护者除了判断自己的发作性睡病外，还应警惕孩子是否有相似症状。

儿童

辨别年幼儿童是否有发作性睡病很困难，但父母可以留意一些线索。5岁以上的孩子醒来后再次开始小睡的话，可能患有发作性睡病。不合时宜的入睡，例如在学校、在看电视时或者在汽车里，可能就不正常。有些孩子抱怨自己做了可怕的噩梦，这可能是入睡前幻觉。父母应该注意孩子受惊的程度，以及是否有噩梦再次发生。

一位母亲描述了她女儿的经历："她在很小的时候，经常在做噩梦后跑到我的卧室。我在床边放了张小床，让她整夜睡在旁边。她常做一个奇怪的梦，一位尖头的男性正从窗户探头看着她。她非常害怕。我检查了窗户的外面，那里没人。实际上没有人能够探进头看到屋里的人。我从未说服她梦是假的。多年来，她做的噩梦越来越多，这让她感到不安，有些梦她从不告诉我。"

孩子由于嗜睡可能会被诊断为注意缺陷多动障碍，经常接受药物治疗，接受治疗后，孩子的嗜睡程度会有所改善。父母应该警惕所有症状，如果怀疑孩子患有发作性睡病，请尽早带孩子去医院寻求帮助。

青少年

青少年在早晨可能睡得很沉时不得不被叫醒，即使他们已经按照正常作息睡觉了。他们可能会在课堂上睡着，成绩和课堂表现都变差。患发作性睡病的人几乎总是昏昏欲睡。正常睡眠不足的青少年一旦睡了几晚，他们就会变得警觉。而有发作性睡病的青少年则不同，他们可能会熬夜赖床，但在下午会保持清醒状态。

这些年轻患者的症状往往被解释为抑郁症，因此真实病症一直未被诊断出来。有时候，孩子们会因为面临的这些问题而灰心丧气，开始逃学。这时，父母要留心了。当孩子因为在课堂上睡着而不想上学，朋友也嘲笑他们时，父母们要清楚这并不是孩子懒惰的表现。在青春期，当体内的激素和生长发育迅速变化时，出现发作性睡病的症状可能非常难处理。及时的正确诊断对患有发作性睡病的青少年至关重要。

医生如何诊断患者是否得了发作性睡病

我和同事在 2002 年发表了一篇医学论文，文章中提到，即使患者有典型症状，医生也只能诊断出大约 20% 的发作性睡病病例。发作性睡病难以确诊的一个原因是，大多数医生没有询问患者的睡眠质量，还有许多医生对于发作性睡病知之甚少。我所见过的大多数发作性睡病患者都有较长时间的临床病史。

对于青少年来说，最初的症状往往是成绩下降。作为耶鲁大学的老师，我看到了一些类似病例，学生出现的第一个症状是成绩下降。学生在课堂上难以保持清醒，注意力不集中，难以完成学习任务。有时父母责怪他们时间安排不好，有时他们认为自己有抑郁症。医生甚至开始让他们吃抗抑郁药，但这可能会使状况变得更糟。

如果医生提出三四个具体问题，发作性睡病可以很容易被诊断出来。

临床询问和检查

"距离上一次医生问'你睡着会不会做梦'有多久了？"这个问题结合其他一些问题可以帮助医生诊断发作性睡病。问题可能包括："你会不由自主地睡着吗？""如果你听到笑话或生气，你的膝盖是否屈曲或感到虚弱？""你醒来时会不会发现自己不能动了？""你在小睡时会做梦吗？"……

由于发作性睡病需要接受终身治疗，而患者有时也会伴随其他睡眠问题，所以大多数睡眠医学专家会让患者进行睡眠检测以确诊。

睡眠检测

在睡眠实验室，医生进行两种类型的睡眠研究：夜间研究和白天研究。

夜间研究（多导睡眠图）可以显示患者入睡时快速眼动睡眠的早期发作症状，患者可能会多次惊醒。有意思的是，白天嗜睡的人在白天很容易入睡，晚上常常会难以入睡。进行研究的人员还应该寻找其他可能导致嗜睡的疾病，如睡眠呼吸暂停。

在白天研究（多次睡眠潜伏期试验）中，患者有四五次 20 分钟入睡的机会，每两小时入睡一次。如果患者入睡的平均时间不超过 8 分钟，睡眠医学专家或技术专家就可以诊断为严重嗜睡。如果患者在两次或两次以上的小睡中有快速眼动睡眠, 则支持发作性睡病的诊断。

需要注意的是, 有些患者会出现嗜睡, 但是临床病史不包括发作性睡病（猝倒、幻觉、睡眠瘫痪）的快速眼动睡眠的相关症状。当这些患者接受多次睡眠潜伏期试验时, 尽管每晚睡 8 小时以上, 但他们确实有一种病态的发作性睡病症状。但是, 如果他们在小睡期间没有快速眼动睡眠现象, 检测则不会记录为嗜睡。

在大多数情况下, 睡眠问题的原因是未知的（因此称为特发性, 这意味着"原因未知"）。有些患者可能有脑震荡或创伤性脑损伤, 通常我们不知道导致这种情况的原因。

午睡和日程调整对发作性睡病的益处

目前的医疗条件还无法治疗发作性睡病。然而, 医生必须治疗这些症状, 并认识到患者无法自我治疗。尽管患者可能必须要一直服药, 但他们的生活可以得到很大的改善。他们将能过上正常的生活, 并能在事业和其他方面取得成功。

想象一下, 当我开出午睡的处方时, 患者会感到多惊讶。小睡对发作性睡病患者来说非常有效。15 ～ 30 分钟的午睡之后, 患者可能在几个小时内都很清醒。（长时间的午睡则会让人麻木或不适。）

发作性睡病患者另一个重要问题是寻找调整自己白天时间表的方法。患者白天可能需要午睡。学龄期儿童可能需要老师帮忙管理药物, 或需要更多时间来完成考试等。寻求这种调整的患者不妨向医生寻求帮助。

其实, 流行文化中对于发作性睡病有不友好的态度, 而在实际生活中也被扭曲, 发作性睡病患者经常为自己的病情感到惭愧, 担心自己会被同事、老板等人嘲笑。发作性睡病患者面临的另一项挑战是如何向家人和朋友解释这种疾病。他们需要非常直接地说："不，我不傻。我对你们所说的话没有感到厌烦。"患有发作性睡病的儿童的父母应该向学校行政人员和教师，以及与孩子交往的其他人解释孩子的真实症状，并解释说如果孩子睡着了，并非懒惰或缺乏尊重，实际上是神经紊乱的结果。

根据我的经验，发作性睡病不会影响生育。问题是，如何治疗怀孕期间的症状？最安全的方法是，在怀孕期间停止服用药物。如果午睡等方法不可行，孕妇可能得休假接受治疗。孕妇还必须确保铁和叶酸摄入充足，因为摄入不足可能会导致出现不宁腿综合征，将加重睡眠问题。

婴儿出生后，新妈妈或看护者在照顾婴儿时必须保持警觉。怀孕期间停止服用药物的新妈妈在婴儿出生后还需要恢复治疗。然而，由于这些药物对母乳喂养婴儿的长期影响尚不清楚，所以孕妇在分娩前应与医生进行讨论。此外，患发作性睡病的新妈妈可能会发现自己在家里需要他人帮助才能应付过来。对于任何一个女性来说，刚做母亲那段时间可能很艰难，但是当发作性睡眠症状开始时，这一点会变得更加明显。

就像患有不宁腿综合征和睡眠呼吸暂停的人一样，发作性睡病患者可能会被误诊多年，即使是医学教授也可能会误诊。不宁腿综合征患者的生活质量可能会下降，而睡眠呼吸暂停或发作性睡病会对患者的生活本身带来危险。他们需要尽快得到准确的诊断。

第16章 睡眠行为异常：
快速眼动睡眠时最常见

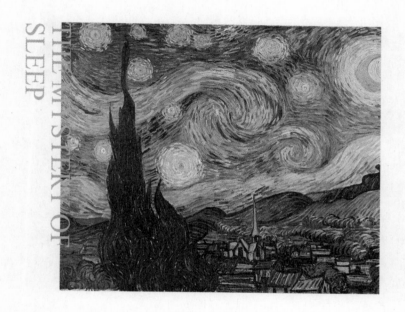

为什么有些人不敢晚上睡觉？噩梦和伴随出现的无法控制的暴力行为能治好吗？我们需要学会区分无害的睡眠行为和有严重问题的异常状况之间的不同。

案例

**害怕做梦的
女士**

有一次，我的办公室里来了一位46岁的女士，是她的丈夫陪着来的。她的丈夫向我提供了有用的信息：她害怕入睡。当她开始描述自己的问题时，她强挤出一丝笑容，好像不好意思把自己的故事讲出来。她的丈夫似乎非常担心，甚至心烦意乱。她说自己"经常做梦，而且多是噩梦"，这些梦一直困扰着她。从年幼时起，每次做噩梦后，父母都得安抚她。

而现在，她每天晚上都怕独自睡觉，她的大部分梦通常出现在凌晨1点左右，梦中她会努力保护自己不被刺伤。她的丈夫也因此会惊醒，能够看到她的反应。她会大叫一声，把头转过来，好像在躲避攻击，双手握拳，然后打出去。所以她的丈夫身上伤痕累累。有时她的丈夫会唤醒她，而她则害怕再次睡着。她会试着想一些愉快的事；如果她的丈夫拥抱和抚慰她，她有时可以进入无梦睡眠。但是，很多时候她发现自己又回到之前的梦中。她和丈夫在一起的大部分时间，一直经历着这种创伤，她现在正拼命地为自己和丈夫寻求解决方法。

她说自己没有服用药物，从来没有过脑损伤、重度感染或意识丧失。她也没有精神疾病病史或症状。40年来，她觉得睡眠很痛苦，且睡眠从没有起到提神的作用。

　　睡眠虽然通常被认为是一种平和的活动，但也可能会出现令人不安的幻觉和异常行为。噩梦和可怕的异象可能是多种因素导致的结果。异常睡眠经常发生在患者睡眠过程中某些机制失控或功能异常时，如控制不住地大喊大叫、走路、说话或排尿等。

　　我们已经知道，大脑有 3 种意识状态：清醒、非快速眼动睡眠和快速眼动睡眠。然而，对于有些人来说，三者之间的界限可能不太清晰。

　　当我们醒来时，大脑和肌肉都会活跃起来：我们可以思考，感官不断地提供关于周围环境的信息。身体会自动保持肌肉张力，控制呼吸、心率和血压，并让我们意识到诸如饮食、排尿等生理需求。

　　在非快速眼动睡眠期间，我们会从环境中持续接收感官信息，但身体和大脑会进行筛选。比如，如果我们经常在凌晨 4 点听到飞机从头顶飞过，慢慢地，我们会适应，然后很容易睡着。但是，在夜间我们能够被诸如婴儿房间的噪声唤醒。大脑继续控制所有的自动功能。身体内的括约肌保留着各种体液，维持着肌肉张力。在这种状态下，我们会产生一些心理活动和梦。

快速眼动睡眠是我们做梦时的状态，此时身体几乎完全"瘫痪"，手臂和腿部的肌肉不能动，而主要的呼吸肌、膈肌和肠道中的括约肌会照常运行，但是控制体温、血压和心率的身体机能可能变得不稳定。

当这些状态之间的界限崩溃时，人会出现一些障碍，如睡眠恐惧、梦游、对噩梦作出剧烈的身体反应等。睡眠期间的异常行为可能发生在非快速眼动睡眠（非快速眼动睡眠异常）期间或快速眼动睡眠（快速眼动睡眠异常）期间。

快速眼动睡眠中的异常表现

反复做噩梦

噩梦总令人恐惧，但同时又很生动。大多数人不会经常抱怨自己做噩梦，因为他们每晚会梦到三五次。大多数噩梦没有意义，人们会慢慢地忘记它们。有些人不记得他们做过的梦，但也有一些人能记得自己在晚上做过的一个或多个噩梦。调查显示，女性做噩梦比男性多（可能与女性更愿意配合有关）。

创伤后应激障碍患者经常做噩梦，梦中会重现他们所经历的可怕事件。他们可能会从梦中惊醒，满身大汗，惊恐万分，心跳加速，有些人会因此害怕入睡。尽管在军队服役过并目睹过战争的人普遍存在创伤后应激障碍，但其实任何经历过或目睹过严重身心创伤的人，都可能患上创伤后应激障碍。

科学家认为，创伤后应激障碍的病因之一是大脑中的受体被激活，这些受体也能控制血压。患者可以用哌唑嗪来治疗，这种药最初用来治疗高血压。事实上，2016 年的研究报告指出，血压高的创伤后应激障碍患者更可能在治疗中有好转的迹象。

孩子们也会因为噩梦害怕入睡。当孩子做噩梦时，父母应该告诉他们，噩梦里的事情是不存在的。例如，如果孩子认为床底下或衣柜里藏着东西，父母应该和孩子一起看一看这些地方，证明没有东西。如果孩子的恐惧心理依然存在，父母应该寻求临床医生或心理医生的帮助。

虽然在做梦，但睡得不稳

极度睡眠不足或嗜睡的人有时甚至会在入睡前开始做梦。有时，他们被叫醒后还会做梦。这种行为是不正常的。通常正常人在入睡大约 90 分钟后才会做梦。

入睡前幻觉通常包含平常的和转瞬即逝的想法。有时候梦很生动，有时则可怕。当有这些幻觉时，人们一般都知道它们是"不真实的"，但他们可能没有意识到这是梦境。我曾接诊过一个奇怪的病例：一名年轻的女士在重症监护病房里经历着半醒幻觉。她有严重的睡眠呼吸暂停，并伴有神经系统疾病，所以她白天非常困倦。当我走近她时，我看到她正对着离她大概 10 多米的空气说话。她告诉我，她正在和一只巨大的柴郡猫说话，"在那边，"她转过身来，微笑着说，"当然，我知道那边没有柴郡猫，这只是梦境。"

认识到幻觉不是真实的能力与具有幻觉的精神分裂症患者的体验完全不同。精神分裂症患者认为，幻觉是真实的。事实上，无法区分现实和幻觉是精神分裂症的症状之一。

醒着的人也可能出现梦幻般的幻觉。我有位患者，他甚至在开车时也会出现催眠幻觉。

通常，我们不会对这些幻觉进行治疗，反而把焦点聚焦在造成这些幻觉的原因上。幻觉本身不会令成年人感到痛苦，但会让儿童患者感到恐惧。这种幻觉最可能的诱因是生活方式引起的睡眠剥夺，而经历这些的人应该考虑改变生活方式，延长睡眠时间。如果睡眠剥夺不是幻觉的原因，那么白天嗜睡就不存在，并且在开车等危险活动期间不会发生幻觉，医生可能只需要向患者保证幻觉不是危险的迹象。如果幻觉频繁出现（每周发生一次以上）且令人不安，我会建议发作性睡病患者服用快速眼动睡眠抑制药物，通常是抗抑郁药。

对梦产生生理反应

进入快速眼动睡眠和非快速眼动睡眠之间模糊状态的患者，不像在快速眼动睡眠期间那样处于瘫痪状态，因此可能会发现自己对噩梦有生理反应，如来回翻身或踢腿，他们会出现快速眼动睡眠行为障碍。大多数情况下，暴力活动与梦境有关，梦境中可能遭到不明且可怕的人或动物的攻击。

因为患有这种疾病的做梦者可能会有生理反应，所以会对自己和伴侣造成伤害。曾有一位患者梦见自己被一只驼鹿和一头熊追赶，他试图逃离动物并走向最近的建筑物。他到达大楼后发现门是关着的，动物越来越近，他开始用拳头在建筑物上敲打……然后在妻子的尖叫声中惊醒。原来该患者一直在敲打妻子，而不是建筑物。也有患者说，他们因为捶打玻璃、破碎的灯和家具伤了自己的拳头。有一位患者从床上跳起来，倒在地上，摔断了脖子，最后死亡。快速眼动睡眠行为障碍是一种严重的疾病，患者需要尽快接受诊断及治疗。

虽然90%的快速眼动睡眠行为障碍患者是男性（原因不明），但女性也要意识到这种疾病，因为自己很可能是间接受害者。三分之二患有快速眼动睡眠行为障碍的男性常常殴打配偶并且导致其受伤。那些在生命早期遭受过头部创伤或脑部感染的人更容易患病，在酗酒者中尤其常见。有报道称，这种疾病是某些抗抑郁药的罕见并发症。有些患有这种病的人会在几年或几十年后发展为帕金森病或其他严重的神经系统疾病。

医学界对快速眼动睡眠行为障碍的了解依然不够充分，1987 年才首次报道。快速眼动睡眠行为障碍患者往往不好意思说，或者担心自己可能患有精神病。尽管快速眼动睡眠行为障碍与创伤后应激障碍有一些相似之处，但两者却有很大不同。大多数创伤后应激障碍患者会重复做一个噩梦，但他们对自己的梦不能做出任何反应，因为这些梦是在快速眼动睡眠中发生的，并且他们已经"瘫痪"了。但是，一些创伤后应激障碍患者也会出现快速眼动睡眠行为障碍，他们也会对自己的梦做出反应。

睡眠麻痹

患有这种障碍的成年患者从梦中醒来时会发现自己的四肢不能移动。睡眠麻痹可能相当可怕，特别是最初的几次。有时候，睡眠者做梦次数过多时会出现瘫痪的感觉，如果梦很可怕，那么就会增加恐惧感。睡眠者可能会梦见房间里有人，或者房子里发生了一些不愉快的事情，如抢劫。我曾经治疗过的一些女性，她们梦境里出现了一个要侵犯她们的恶魔，而一些男性患者梦见过自己要被像老太太的人侵犯的情景。睡眠麻痹的情景可能只持续几秒钟或者几分钟。如果有人触碰睡眠麻痹的患者，就可以帮他们从睡眠麻痹中解脱出来，但是睡眠者自己通常无能为力，只能等它自行消失。

睡眠麻痹是在清醒和快速眼动睡眠之间的模糊界限引起的一种紊乱。虽然睡眠者的大脑是清醒的，但快速眼动睡眠及睡眠麻痹的症状仍然存在。

睡眠麻痹是发作性睡病的一个症状，但也可能发生在睡眠严重不足的人身上。我遇到过一些家庭遗传性的睡眠麻痹病例。睡眠麻痹本身并不危险，但如果患者受到困扰，我通常会像治疗梦游一样治疗它。如果消除恐惧或疑虑没有帮助，严重的情况下，我可能会建议开一些抑制快速眼动睡眠的抗抑郁药。总之，睡眠麻痹的患者应该及时咨询医生。

非快速眼动睡眠中的异常表现

梦游

梦游发生时，大脑的某些部分是沉睡的，而其他诸如控制行走和身体活动的部分在某种程度上则是清醒的。大脑负责思考和警觉的部分已经"睡着"了，梦游者醒来后通常没有梦游的相关记忆。尽管对于有些人来说，大脑同时醒着和睡着的状态很不寻常，但对于其他一些动物来说，这种状态很普遍。某些海洋哺乳动物（如海豚）可以在睡着时继续游来游去，而它们大脑的另一侧则处于睡眠和休息状态，因为它们的大脑有一侧清醒并控制各种功能已经足够了。这种能力可能是海洋哺乳动物能在水中度过一生的原因。

通常，随着人们度过青少年时期，梦游会变得越来越少见。在梦游时，梦游者起床并开始走路，做出像机器人一样的行为。梦游似乎有一定目的，但其实并没有。梦游者可能会去厨房，或者会走进洗衣房，把洗衣篮当成马桶。

梦游似乎经常发生在深度（慢波）睡眠中。由于孩子比成年人要花费更多时间进入深度睡眠，所以他们会比成年人更频繁地梦游。深度睡眠在夜间的前三分之一时段很常见，这段时间是梦游最有可能发生的时间。睡眠不足的成年人和孩子也会更快地进入深度睡眠状态，并且往往会更频繁地梦游。梦游似乎有家族遗传性，更容易出现在压力较大或饮酒的人群中。

大多数情况下，梦游者并不会有人身危险，除非他们冒险走到户外或打开电器（如炉灶）。通常，他们回到床上后还能睡着。如果梦游与危险行为无关，则不需要做任何事情。家里有人梦游的话，不要把他唤醒，要引导他回到床上。睡眠者如果突然惊醒，可能会心烦意乱，难以入睡。他们也可能过分关心自己的梦游意味着什么。如果家人发现梦游者处在危险的状态，那么必须努力减少伤害的发生。例如，可以为梦游者安装警报器，防止其从楼梯上摔下来。对于梦游，我有个未解之谜：为什么人们在梦游状态下大都不会伤害自己？

因睡眠不足、压力大或酗酒而导致梦游的患者可以向医生咨询治疗方法。如果睡眠不足是罪魁祸首，获得适量的睡眠通常可以解决梦游问题。在严重梦游的情况下，梦游者可能不知道获得适量睡眠的最佳技巧，睡眠医学专家可以提供帮助。如果梦游发生在饮酒后，则可以通过减少饮酒来解决。当梦游与压力有关时，医生应该设法帮助梦游者找到压力源头，并消除产生压力的原因。睡眠医学专家可能需要将患者转诊给心理医生。

通常这些治疗都很有效，我很少推荐用于治疗梦游的药物，除非药物对梦游时有危险动作的患者有抑制作用。我有一位患者，她醒来发现自己走在离家几个街区的墓地里，只穿着睡衣，赤着脚，当时地面上有雪。

服用药物的患者在旅行时也应继续用药，因为在陌生的环境中梦游是很危险的。

说梦话

说梦话的现象在成人和儿童中都相当普遍。大部分的"梦话"都是胡言乱语，尽管听者也许能够听出某些话，但我没有听说过有人在说梦话的时候侃侃而谈。说梦话可能会令人感到尴尬，但并不需要治疗。

夜惊

儿童和成年人都可能出现夜惊。患者突然起床，有时会睁大眼睛尖叫，有时会出汗，他们感到很害怕。

夜惊是梦游的一种形式，与梦游的治疗方式一样。没有必要唤醒有这些病症的人，最好是平静地把他们安置在床上。第二天早晨，他们通常回忆不起发生了什么。夜惊是一种奇怪的行为，但很少有危险，并不需要治疗。

尿床

当泌尿系统的括约肌不能正常运作时，人们会遗尿或尿床。这个问题主要发生在儿童（男孩是女孩的 2 倍）和老年人身上。对于孩子来说，这个问题是由于膀胱控制功能发展缓慢造成的，而对老年人来说，通常与身体衰老带来的变化有关，也可能是疾病的症状。

儿童遗尿对孩子和父母都是非常麻烦的。孩子们可能会因此害怕睡觉或害怕睡在朋友家里，因为他们害怕会弄湿床。如果出现健康原因，例如睡眠呼吸暂停或尿路感染，父母应该带孩子去咨询儿科医生，并进行评估。通常，这个问题会随着孩子的发育以及膀胱控制功能的逐渐增强迎刃而解。

尿失禁也可能成为衰老的大问题。尿路感染、糖尿病、男性前列腺疾病和女性阴道感染可能是主要原因。全世界约有 5% 的老年女性（65 岁以上）在晚上睡觉时会小便失禁。如果不能解决导致失禁的健康问题，那么唯一的解决方案可能是使用失禁垫。如果没有健康问题，可以多做凯格尔运动。

夜间盗汗

睡眠过度出汗是非常痛苦和尴尬的。一些患者睡醒后，由于床单和枕头被汗浸湿因而害怕睡眠。经历严重盗汗的患者应该咨询医生。这种出汗可能与更年期相关，但也可能与睡眠呼吸暂停、不宁腿综合征、甲亢，以及某些感染和癌症有关。在某些情况下，医生也无法找到盗汗的原因。

磨牙

磨牙是睡眠时下颚肌肉活动增加造成的。这种情况在儿童和成年人中都存在。重度吸烟或饮酒的人群中很常见。压力大的人群也很常见，某些药物也会产生此类不良反应。磨牙会损害睡眠者的牙齿，同时也会影响伴侣的睡眠。对于一些患者来说，减压会减轻磨牙。但是，如果睡眠者的牙齿磨损，或者下颚感到疼痛，应该咨询牙医，医生通常会建议晚上戴护齿。

撞头和身体滚动

我们在睡眠诊所看到的最不寻常的问题之一，就是把头撞向床垫、婴儿床或者墙壁上。有些人整夜都翻来翻去。在世界范围内，约 10% 的 7 岁儿童患有这种疾病，尽管年龄较大的儿童比 7 岁儿童的患病率低一些，但大多数儿童在成长过程中都有这种经历。男孩比女孩多 4 倍，原因不明。这不是一个严重的问题。通常患者起床后表现很好。一些有神经问题的人会表现出类似的情况，所以尽早咨询医生比较好。如果病因不是神经性的，除非患者有自我伤害的危险，否则我们通常不会治疗这种疾病。

本章中提到的睡眠问题通常不太危险，快速眼动睡眠行为障碍除外，因为患这种疾病的患者睡眠不足，可能会感到虚弱，但对于伴侣来说，这种行为疾病通常比较危险。这种疾病在男性中更为常见，但是女性往往是身体攻击和暴力的受害者。睡眠时有暴力行为的人需要看医生或睡眠医学专家，并接受治疗。

要点总结

1. 对于很多人来说，失眠并不是一种疾病。它只是其他疾病或异常状态的一个症状。

2. 标准的不宁腿综合征的诊断顺序是：首先看患者的病史，随后是完整的临床访谈，并经常进行各种检查。

3. 睡眠呼吸暂停可能危害从新生儿到成年人等所有年龄段的人，并非只有超重人群。

4. 研究表明，发作性睡病患者不能产生足够的食欲肽，或者神经系统中的受体可能已经停止对这种化学物质的充分响应。

5. 睡眠期间的异常行为可能发生在非快速眼动睡眠（非快速眼动睡眠异常）期间或快速眼动睡眠（快速眼动睡眠异常）期间。

PART 6

改善睡眠最科学有效的方法

Part

THE MYSTERY
OF SLEEP

第 17 章　睡眠检测：
直观报告帮你及时发现
潜在的睡眠问题

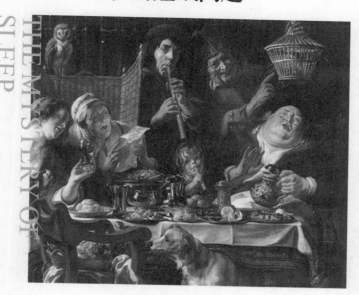

如果你的睡眠问题很严重，没有得到及时治疗是很危险
的。但是不对症的治疗同样非常危险。通常，睡眠检测
可以帮助诊断多数的睡眠问题。

案例

昏昏欲睡的超重女士

某一天早晨，我去上班的途中，在诊所大厅等电梯的时候，偶然发现一位超重的年轻女士竟坐在椅子上睡着了。

两小时后我又见到了她，她又睡着了，但这次是在我的候诊室里。当我终于在检查室见到她时，她依然很困倦，甚至在我们谈话时都无法保持清醒。

她的医生确信她有睡眠呼吸暂停。她总是昏昏欲睡，并且一天 24 小时都萎靡不振，困到频频"点头"。她体重大约 160 千克，并且打鼾。她说她的父亲患有睡眠呼吸暂停，当时正接受持续正压通气治疗。她的医生认为她不需要接受睡眠检测，而是需要尽快接受持续正压通气治疗。

我从不在确诊前给患者实施持续正压通气治疗。之后我对她进行了一次详尽的访谈，当她告诉我她在孩童时期曾被性侵，以及她正在接受应激创伤治疗后，我知道睡眠检测对她来说很有必要。

若是你在 1970 年出现睡眠异常，患者和医生都不会意识到这是个问题。那时没有人研究甚至没人知道睡眠问题，也没有睡眠医学专家和睡眠诊所。在一些与医学院校合作的医学中心有相关实验室，对睡梦中的大脑活动、睡梦和脑部疾病关系感兴趣的人，会研究睡眠方面的问题，但大脑才是研究的核心。

20 世纪 70 年代中叶，睡眠呼吸暂停的发现彻底改变了这一切。在医生和科学家意识到睡眠呼吸暂停可能是致命的危险信号时，他们才将注意力聚焦在可能与睡眠问题相关的疾病和失眠上。

一个全新的医学领域从此诞生。

睡眠研究实验室就是睡眠诊所的核心。研究睡眠的科学家们组成小组，交流信息，创作了第一本专注于睡眠问题的医学杂志，并且建立了睡眠诊所标准，以保护患者。这项深入研究让医学界突然认识到，睡眠问题比哮喘等病症更常见。对睡眠问题越来越多的关注，加上患者的需求，催生了更多的研究，政府机构和保险公司开始资助有关睡眠问题的测试和治疗。

1990 年，第一本写给医生的关于睡眠问题的教科书——《睡眠医学：理论与实践》（*Principles and Practice of Sleep Medicine*）出版了，这本书是由我和同事托马斯·罗思（Thomas Roth）及威廉·德门特（William C. Dement）共同撰写的。罗思博士是心理学家，德门特博士是精神病学家，也是睡眠研究的先驱之一，而我是内科和肺病专家。事实上，我是唯一一位参加过 20 世纪 70 年代第一次睡眠会议的肺病专家，而早期大多数睡眠医学专家都是精神病专家。当时，我正在做关于睡眠呼吸的研究，尽管我对呼吸颇为了解，但对睡眠几乎一无所知，因此我后来离开了这一领域。

现如今，成千上万的肺病专家都可以治疗睡眠问题，睡眠问题的诊断和治疗也已成为主流。

要得到认可，睡眠中心的技术人员必须经过培训和认证，直到他们获得检查、操作设备、进行睡眠检测并分析睡眠评价的能力。在美国，睡眠中心必须有一位经专家委员会认证的睡眠医学专家。通常，能处理所有睡眠问题的诊所才能得到认证。另外，还要对家庭睡眠检测项目和耐用医疗设备供应商进行认证，他们主要为睡眠呼吸暂停等疾病的治疗提供机器和一次性用品。

睡眠检测技术人员在睡眠实验室中发挥着重要的作用，因为他们常常是患者接受通宵检测时唯一在场的人。如果发生了医疗紧急情况，比如患者出现心律失常，技术人员必须能够识别问题并进行处理。技术人员要得到认证就必须通过严格的测试，以确保他们掌握专业的知识和技能以进行整夜的睡眠检测。

不同的睡眠诊所和睡眠实验室的类型、质量和检测成本有很大不同。患者在寻求治疗时应该考虑有没有质量保证。

睡眠检测的类型

睡眠检测可以在实验室或在患者家中进行。检测的数据类型多样：在实验室测试通常要检测 10 ～ 16 种信息，而在家里则需要 3 ～ 4 种信息。

医疗化验检测和家庭检测。"医疗化验"通常指的是一项测试，目的是判断患者潜在的身体问题，但可能并不会由此得出诊断。如乳房 X 光被用来检测乳腺癌。医疗化验通常价格低廉且灵敏度高，可能判断出患者的问题所在，而进一步的检查，可能并不能真正检查出来。尽管医疗检查有时可能不准确，但仍然有价值。

家庭检测中对睡眠呼吸暂停的测试很容易得到不尽如人意的结果。事实证明，10% ～ 30% 的测试中，患者虽然有睡眠呼吸暂停问题，但却未能查出来。由于家庭检测并不确定接受睡眠检测的人是否真的睡着了，可能将只在检测期间睡眠状态正常的人登记为"正常"。因此，患者的家庭睡眠呼吸暂停检测结果为阴性时，会给医生及患者带来一种身体良好的错觉。此外，由于家庭检测通常只检查睡眠呼吸暂停症状，因此并不能给出患者其他可能的睡眠问题信息，而这些睡眠问题可能正在对患者造成不良的影响。这些测试通常要收集患者的血氧水平、呼吸模式、打鼾信息，有时也包括患者的心电图。当家庭检测结果为阴性，但医生强烈怀疑患者患有睡眠呼吸暂停时，医生通常会要求患者进行复查，以确定患者是否存在严重问题。

若患者的检查结果为阳性，通常也需要进行复查，这是确定患者是否需要进行睡眠呼吸暂停治疗的最佳途径。如果医生肯定患者患了阻塞性睡眠呼吸暂停，并认为患者的身体没有其他问题，他们会建议患者进行治疗，而不会再做额外的身体检查。现在，大多数治疗睡眠呼吸暂停的设备，都可以确定这种治疗方法对患者来说是否有效。

综合睡眠检测。在睡眠实验室中进行综合检测需要测量诊断所需的所有信息。运用一些便携式系统，患者在家中就可以进行所有的测试。综合检测系统可以检查出患者对治疗的反馈。此外，由于睡眠问题常常会对多个器官和系统造成影响，一些测试能否提示患者正处于危险状态，至关重要。检测技师通常会在实验室进行相应的数据检测。

如果你认为自己有睡眠问题，就需要咨询医生。医生对其他问题进行常规询问时，可能会忽略一些睡眠问题症状，因此要确保向医生沟通，以清楚自己的症状。在看医生之前，将你的想法和问题写下来，这样你就不会忘记了。将正在服用的所有药物（包括剂量）罗列出来并带上。如果合适的话，也可以让伴侣陪同，他可能会提供关于你睡觉时表现出的不正常行为的信息，如打鼾、呼吸停止、乱动等。

医生可能不会对你做出恰当的评估或者无法治疗你的问题，他们可能把你转介给睡眠医学专家。对此，你不用担心。

那么，该如何选择合适的医生和诊所呢？

尽管所有合格的医生都有医学文凭，但并不是每个医生都可以治疗睡眠问题，因为并非所有的医生都受过有关睡眠医学的全面培训，只有少数医生经过特殊培训，并通过了相关的考试。每个医生都可以开处方，但并非所有的医生都对睡眠医学中常用的专用药物有充足的了解。你有权利知道医生是否有必备的专业知识和能力。你可以参考以下建议。

看看办公室的墙上。当你进入一名医生的办公室时，可以朝墙上看看。看一下检测中心是否经过了专业的认证，以及要看的医生是不是认证睡眠医学专家。

大胆问问题。不要觉得询问医生的资质很尴尬。因为你可能会发现，坐在你面前的医生并不合格。另外，问一问医生关于睡眠医学的培训和经验。

如果你有睡眠呼吸暂停的症状，而且正在进行睡眠检测，你就要问一下给你进行检查的医生是谁，以及他的医学资质，还要问一下是否这位睡眠医学专家和睡眠检测需要另行支付费用。一些医疗机构的费用包括检查费用，但是医生对这些检查没有进行解释的资质。

　　询问医生关于治疗睡眠呼吸暂停的面罩和设备的相关经验。治疗睡眠呼吸暂停的面罩和设备有几十种类型，如持续气道正压呼吸机、自动气道正压呼吸机、适应性支持通气呼吸机、自动治疗中枢性睡眠呼吸暂停呼吸机、双水平气道正压通气呼吸机和平均容量保证压力支持呼吸机等。如果医生开始时还处于摸索的状态，那么无论他们是否有专业经验，都应该抱着谨慎的态度。

　　找到了合适的医生并且双方也经过协商后，医生可能会建议你在睡眠实验室进行整夜检测。

睡眠检测前需要做哪些准备

　　有些人去睡眠检测中心时，可能会感到担心。如果你有什么特殊需要，或者你很害羞，要告诉实验室的人，让他们了解你的顾虑，他们会想办法让你适应。这些技术人员都是专业人士，他们对各种情况都了解。如果你感到紧张，在技术人员为你准备测试时，你可以带上朋友或配偶，给自己精神上的支持；如果你的孩子正进行睡眠检测，工作人员很可能会在实验室里帮你找到休息的地方。睡眠检测中心会给你提供关于测试的详细说明，检测过程中会发生什么，你要带什么（睡衣、牙膏等）。

　　许多人担心自己在睡眠检测中心这种陌生环境中无法入睡，比如有人会说"我在实验室没办法睡着"或"你们怎么让我睡着呢"。事实上，正常情况下，即使是抱怨自己失眠的患者在睡眠检测中心也可以睡着。技术人员不会使用安眠类气体或安眠药来帮助患者入睡，他们也不会用针灸。这些经过培训的技术人员会帮助患者放松下来，然后用传感器来收集患者的信息。技术人员对患者使用传感器时，他们会给出使用步骤的详细解释。除其他事项外，夜间传感器会开始对患者的鼻部进行持续正压通气和睡眠呼吸暂停的治疗。患者的状态及治疗的情况往往会通过监控显示出来。

睡眠检测时可能会发生的状况

在综合性睡眠检测中心，技术人员将在你的头皮、下颚、胸部和腿部连上电极。当你在睡觉时打鼾或停止呼吸时，技术人员也会在你的耳垂或手指上放置测量氧含量的传感器，并在你的鼻子和嘴前放置其他传感器。技术人员使用传感器时，他们通常会告诉你检测过程中，尤其是采用持续正压通气治疗时，可能会发生什么。通常，患者也可以带着系统设备回家进行治疗。

技术人员在对典型的睡眠呼吸暂停患者进行观察和检测数据的过程中发现，患者会在 5 ～ 10 分钟内入睡并相当快地开始打鼾或停止呼吸。当患者入睡时，技术人员将会对患者进行检测，而操作专业设备需要技术人员训练有素。现在，所有现代化的检测中心都在用电脑系统记录数据，而且大部分系统变得越来越小，睡眠检测中心使用的设备也已经缩小到 1 千克左右。这样的设备有测量呼吸的设备（检测胸部和腹部的运动），有测量呼吸有效性的设备（测量血液中的氧气水平），有测量呼吸停止的设备（检测口鼻前空气的流量），有测心跳的设备（心电图），还有可以表示出患者所处睡眠阶段的脑电波的设备。

在整个检测过程中，技术人员观察并用数字视频记录你的睡眠状况，还会特别注意以下问题：

患者睡着了吗? 技术人员需要用脑电图来测量你的脑电波，以便在你睡着的时候分析记录的人可以知道。记住，在快速眼动睡眠期间，睡着的人会发生快速眼部运动，并进入睡眠瘫痪状态。因此，对眼球运动和肌肉张力的测量需要确保你处于快速眼动睡眠阶段还是非快速眼动睡眠阶段。最严重的睡眠呼吸异常就发生在快速眼动睡眠阶段。对于一些人来说，睡眠呼吸异常只发生在快速眼动睡眠阶段。

患者在呼吸吗？ 不论是医生还是患者，呼吸是否正常并找出呼吸力度是否符合要求至关重要。这些测量将有助于确定患者的睡眠呼吸障碍类型，以确定什么样的治疗最合适。

患者的血氧水平有变化吗？ 如果一个人有睡眠呼吸障碍，当他停止呼吸时，血液中的氧含量会下降。测量血氧水平非常重要，因为血氧水平明显下降会增加患心血管病（如心跳节律异常）的风险。

呼吸暂停治疗的检测

在夜间，如果技术人员发现你有明显的睡眠呼吸障碍，他们可能会叫醒你，然后告诉你将对你进行持续正压通气或其他治疗，来确定这些治疗能否解决你的问题。治疗包括在你的口鼻上戴面罩，面罩与呼吸机中间有一条软管相连。这种类型的研究被称为"分裂夜晚"研究：前半部分是诊断，后半部分是治疗。技术人员会确定你需要进行多久的持续正压通气治疗。

技术人员通常有许多可用的面罩，测试时他们会找到最舒服和有效的。如果患者正在使用的面罩漏气或者不起作用，技术人员会在晚上更换。

有时，技术人员整晚都会为患者做诊断性检测，第二个晚上继续为患者的恢复做进一步检测。尽管这种方法有很多优点，但价格昂贵。一些睡眠诊所配备有自动的持续正压通气设备，患者睡觉时能有适当的持续正压通气压，不需要技术人员对设备进行手动调节，不过，这种检测不适合在患者家中进行。技术人员可以处理可能出现的问题，如果患者睡觉时张嘴的话，持续正压通气就会不起作用。患者戴上持续正压通气面罩时如果感到恐慌，持续正压通气治疗也会不起作用。有时持续正压通气治疗是错误的治疗方法。因此经验丰富的技术专家非常重要。

测量嗜睡和快速眼动睡眠状况

如果你经历过白天嗜睡的情况，你可能要在睡眠检测中心进行多重睡眠潜伏期试验。这种测试是针对白天的嗜睡状况，从而确认嗜睡的人何时开始进入快速眼动睡眠阶段。检测中，医生会要求你一天内躺在一个安静黑暗的房间里，每两个小时小睡 20 分钟，一共睡 5 次。房间里连接着用于夜间检测一样的监视器。监视器会通过检测你在这几次小睡入睡所需的时间，来观察你的嗜睡状况。入睡用时越短，说明睡意越强烈。平均而言，极度嗜睡的人午睡时不到 8 分钟就能睡着。嗜睡的人在两个或两个以上的小睡中，通常要经历多个快速眼动睡眠阶段，而且这类患者小睡期间很少做梦。

本书已经描述了 80 多种睡眠问题，有的睡眠问题只能通过综合评价和睡眠检测才能检查出来。睡眠检测除了可以让经过培训的人员来诊断睡眠呼吸暂停问题，调整持续正压通气设备，还可以帮助患者发现自己睡眠时的异常状况。有的患者（比如心脏衰竭患者）在垂死之际，可以通过睡眠检测发现问题，进行治疗而从中受益。如果你觉得自己有睡眠问题，那么睡眠检测中心不失为一个提供治疗的好选择。

睡眠检测作为咨询和检查患者睡眠状况的一种方式，对睡眠医学实践至关重要。睡眠检测中心能帮助医生发现和治疗患者的睡眠呼吸暂停、中风、嗜睡和心理创伤等影响生活的睡眠问题。

第18章 认知行为疗法：
有效、持久且安全的首选的睡眠疗法

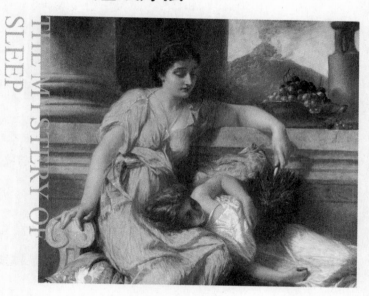

如果失眠是由多种原因引起的，那么是否有多种相应治疗方法呢？是否可以采用非药物疗法？事实上，许多患者不用药物也可以治愈自己的失眠问题。要想晚上睡好，调整行为习惯往往比安眠药效果更好。

案例

怕陷入尴尬的女士

曾经有一位 25 岁的女士经医生转介来找我问诊，她向我描述了自己的失眠状况。她很担心自己的失眠问题，甚至担心会破坏她和男友之间的关系。当我问她为什么失眠会让她感到尴尬时，她解释说，失眠并不是真正的问题，最尴尬的是她睡着的时候会站起来尖叫。她担心她的男友会因此同她分手。现在，她更难以入睡了。

她有梦游和夜惊的病史。虽然她从来不记得发生过这些事，但是别人告诉了她，这让她觉得很尴尬。由于害怕让自己陷入尴尬，她现在很害怕入睡，使得她自己睡眠不足，这反过来又加剧了她梦游和夜惊发作的状况。

她变得很绝望，但她明确表示自己不想服用药物来帮助入睡。我想，另一种办法也许适合她。

如何用好认知行为疗法

　　失眠的人不用药常常也可以得到有效的治疗。然而，在尝试治疗方法之前，患者需要由医生或睡眠医学专家对自己的状况进行评估。因为失眠既是一种症状，也是一种疾病，它可以由多种原因引起，包括疾病、精神障碍和药物影响。现在，大多数睡眠医学专家都建议使用认知行为疗法作为治疗失眠的首选方法，特别是针对那些不想采用药物疗法的患者。

　　认知行为疗法是一种心理疗法，包括用技术来治疗失眠的人和患有严重抑郁症和焦虑的患者。许多临床心理学家和其他接受过这方面培训的卫生专业人员都提倡这种疗法。

　　由于这种疗法试图解决的是改变患者行为的问题，因此它可以帮助患者减少安眠药的使用频率。通过这种方法，患者可以获得关于自己所需睡眠量的信息，并学着自主入睡。这种疗法会鼓励患者养成良好的睡眠习惯。其典型特点是，患者可以认识到自己的失眠状况，并调整自己可能造成失眠的行为习惯，继而养成能促进睡眠的好习惯。一旦患者更了解对睡眠的认识，他们也许就能修正这些行为习惯。他们还能从这种疗法中学到不同的放松技巧，让自己的头脑安静下来，从而更容易入睡，因此也能获得更多的睡眠。

通常情况下，心理学家在治疗时会把患者单独分开或者分成小组。一些患者最初会怀疑认知行为疗法在治疗失眠方面的有效性，但一旦遵照这种方法治疗一段时间，他们就会成为这种疗法的支持者。接受认知行为疗法的患者中，70%～80%的人的睡眠情况得到了显著改善。

患者睡眠情况改善的程度通常取决于患者付出了多少努力，所以在家里实践这种疗法至关重要。重要的是，患者要记住，要想看到治疗效果，至少3～4周都必须坚持每天晚上付诸行动。如果患者三天打鱼，两天晒网，睡眠不可能得到持续改善。

近来，在线治疗失眠的认知行为疗法已经有所进展，比如加拿大的曼尼托巴大学的失眠在线程序。然而，每个人的需求不尽相同，有些人需要接受更长时间的治疗。尽管许多患者可能知道认知行为疗法能成功改善自己的睡眠状况，但仍有一些患者可能需要卫生保健专业人士的帮助。这些程序并不能代替治疗专家，只能作为一种补充疗法。这样的程序如今正在不断发展。

其实，对于许多经历过失眠的人来说，最重要的问题是他们应该为自己睡眠不足的倾向感到担忧。这一点可以帮助这些人了解到，每个人的睡眠需求都不同，有些人天生需要的睡眠就少，他们每晚只要休息5～6小时就可以达到身体的需求，有些人则可能需要9～10小时。而大多数人的睡眠需求介于这两者之间。

一些患者确信自己需要8小时的睡眠，认为这样他们的身体机制才可以正常运转并保持健康。但当睡眠医学专家告诉他们一天可以睡6～7小时的时候，他们往往会感到惊讶且欣慰，休息后第二天他们会感觉很好。这说明，很多人都给自己施加压力来获得身体并不需要的睡眠量。简而言之，如果一个人一天睡不到 8 小时但仍然感觉休息得很好、很清醒，他就没有睡眠问题——简单来说，这个人并不需要晚上睡够 8 小时。此外，这样的人如果睡的时间比他们身体所需的时间长的话，其实并不好。睡懒觉会导致人第二天早晨起来感觉晕眩，而且还会感到昏昏欲睡。行为认知治疗师建议患者进行个体检查，以确定自己需要多少睡眠才能休息好。

如何进行自我检测

帮助患者检测睡眠量的一个好方法是坚持写睡眠日记。患者每天早晨起床后，应该用三四分钟完成日记。日记可以帮助收集患者睡眠时间表的相关信息：他们的睡眠时间有什么规律？需要多长时间入睡？夜晚会醒多少次？早晨什么时候醒？一些智能手机 App 可以用来检测睡眠状况，但需要确认这些程序有没有经过严格的评估。

患者写睡眠日记时，夜晚不要看卧室的钟表，因为这可能会导致失眠引起的焦虑。这一点非常重要。相反，患者应猜测或估计自己要花多长时间才能入睡，在夜间醒来的时间和次数。睡眠日记是治疗的重要组成部分，因为它可以揭示患者的行为和睡眠模式之间的关联。做了许多睡前活动（例如家务）的人或者延迟上床睡觉的人，可以在睡前试着安排一段空余时间，除了放松什么也不做。有些患者发现自己每天的睡觉时间都在变化。这类患者可以尝试养成更规律的睡眠习惯。

认知行为疗法睡眠日记

姓名_____ 日期_____ 工作日_____/周末_____

关灯睡觉的时间_____ 觉得自己入睡的时间_____

昨晚花了_____分钟入睡 昨晚醒了_____次

半夜醒来的次数 再次入睡所用时间

凌晨_____点 _____分钟

凌晨_____点 _____分钟

凌晨_____点 _____分钟

最后在早上_____点醒来，总共睡了_____小时

圈出上床睡觉时感觉自己身体机能的清醒度

非常清醒/放松   非常紧张/亢奋

1   2   3   4   5   6   7   8

在床上时想些什么：_____

_____

晚饭后到睡觉前做了哪些活动：_____

_____

曾在床上做过什么活动：_____

_____

小睡的次数	小睡的时间	服药/饮酒的时间	药物/酒的类型
_____	_____分钟	_____	_____
_____	_____分钟	_____	_____

如何改善睡眠卫生

睡眠卫生指的是获得良好睡眠及充足的日间警觉所需的一系列行为习惯。有些睡眠习惯与饮食、运动、酗酒、噪声、光线或温度有关。在认知行为疗法中，患者将学会评估自己的睡眠卫生水平，并确定是否有必要修正自己的睡眠习惯。

失眠者往往需要改善的睡眠卫生的一个方面是因伴侣打鼾或睡觉不安分引起的失眠。认知行为治疗师经常鼓励夫妻分床睡，甚至分房睡，以此来评估分床睡或分房睡会对他们的睡眠造成何种影响。虽然伴侣们可能担心这种方法会影响夫妻关系，但之后他们自己的睡眠状况往往都改善了。虽然不在同一张床上睡觉，但他们在其他方面更亲近了。

睡眠卫生的另一个问题是人和宠物在同一个房间睡觉。狗和猫等宠物打哈欠、吸鼻子、喘气或走动会扰乱人的睡眠。而将它们关在卧室外面的话，尽管这种方法可以大大改善自己的睡眠质量，但有些患者又会感到内疚。患者可以在卧室外面准备专门的场所，放上舒适的毛毯和宠物喜欢的玩具。这样也可以照顾自己的爱宠。

认知行为治疗师也会询问患者的运动模式，因为这些运动模式与他们是否坚持了良好的睡眠卫生习惯息息相关。很多人要兼顾家庭和工作，他们白天根本没有时间锻炼。如果他们试图通过在晚上进行3小时的睡前活动来弥补，他们可能会发现自己容易产生睡眠问题。虽然运动使他们感到疲倦，之后会放松下来，但对许多人来说，能量释放后会对自己的睡眠产生干扰。职场人士可考虑去公司附近的健身房锻炼。

还需要考虑的是咖啡因（咖啡、茶、可乐、巧克力都含有）、酒精和尼古丁对睡眠卫生的不良影响。虽然很多人知道咖啡因对睡眠的影响，但其实一杯威士忌或葡萄酒也会干扰睡眠，而有些人对于这一点并不知情。同样，尽管一些人可以抵抗咖啡因的作用，但他们会注意到，只要自己停止服用咖啡因，睡眠状况就会改善。某些人似乎对咖啡因的效果表现得非常敏感。除此之外，尼古丁也会影响睡眠。如果戒不了烟的人能够掌握规律的抽烟时间，而且睡前几个小时不抽烟，他们就可以更少地承受尼古丁对睡眠造成的不利影响。

认知行为疗法是如何发挥作用的

自动化思维和应对性思维

认知行为疗法是基于这样一种理念，即我们对影响自己的感情和行为的各种事件、活动和人的认知。我们对睡眠的认知会影响自己的睡眠行为。有些人对此感到很惊讶。认知行为疗法在治疗失眠过程中，可以帮助个人意识到自己所说的有关睡眠的话（他们的假设和信念），并评估这些话是否符合实际，以及是不是观察失眠的令人确信的方式。治疗师训练患者要学会用"自动化思维"（产生睡眠问题时发生的"灾难"）及其作用来替代"应对性思维"（对现实的重新调整，意识到没有事情比失眠时的胡思乱想更糟糕）。

下面是一些常见的与失眠有关的自动性思维，以及可以用来抵消这种自动性思维并促进更好睡眠的应对性思维。

自动性思维 1： 如果我今晚睡不好，明天身体会吃不消。

应对性思维 1： 如果我今晚睡不好，明天可能会因疲倦而脾气不好，但我会控制自己。

自动性思维 2： 我的失眠永远好不了。

应对性思维 2：失眠现在是一个问题，但如果我采用了对其他人有用的治疗方法，情况就会好转。

自动性思维 3：我没办法控制自己的睡眠。
应对性思维 3：如果我想要睡了，它会告诉我。

自动性思维 4：如果我今晚睡不好，这可能会影响我下周的睡眠。
应对性思维 4：如果我今晚睡不好，那我明天就能睡好了。

自动性思维 5：如果我不能很快入睡，我一晚上就睡不着了。
应对性思维 5：我可能不会很快睡着，但我最后会睡着的。我最好起床放松一下，当我感到昏昏欲睡时，再回来继续睡。

自动性思维 6：如果我今晚睡不好，明天下班后就不能出门，也不能花时间陪伴我的家人，做我想做的事情了。
应对性思维 6：如果我今晚睡不好，明天可能会更困，但即使我感到很累，仍然可以做所有我想做的事情。

自动性思维 7：当我无法入睡的时候，躺在床上休息比不躺在床上好。
应对性思维 7：在床上休息有可能使我的失眠状况更糟或我会一直失眠下去。睡不着的时候起床最有可能会改善我的失眠状况。

……

在认知行为疗法中，医生要求患者制订自己睡眠习惯的自动性思维清单，并提出了相应的确定的、现实的应对性思维。

刺激控制

刺激控制不是一门技术，而是一个术语。它是指特定刺激可能会引起某种特定行为（如失眠）的发生。例如，某些活动会让人们在卧室变得兴奋、失眠，而其他一些活动则可以促进睡眠。

看电视、在床上看书，或在卧室使用电脑等活动会让人保持清醒。虽然很多人发现这些活动可以让自己放松，但大多数失眠的人并没有意识到，这些活动会让自己一直睡不着。因为这些活动需要集中注意力或保持警觉性，会对大脑产生刺激。患者因为失眠开始进行这些活动，但这种做法却让他们更睡不着了。此外，许多人会对这些活动产生依赖，即如果他们不按照既定习惯做这些事情，他们会担心自己睡不着。

如果睡前阅读和看电视是失眠患者睡前缓冲期的重要步骤，治疗师通常会建议他们在卧室外面进行这些活动。这样会降低在床上做这些活动时所要求的精神集中度。

关灯后，人们不应该在床上一直想着怎么睡着，这样做反而会使自己难以入睡。如果继续待在床上，人们就会将躺在床上和难以入睡联系在一起，这样会使他们更难以恢复正常的睡眠模式。认知行为治疗师鼓励那些在二三十分钟仍无法入睡的患者起床，做一些非刺激性的活动，直到他们开始感到昏昏欲睡，这时他们应该立即回到床上。如果有必要，可以重复做几次。有时候读书也可以让人身心放松。但是，如果患者读完几段后并不想睡觉，就应该考虑看一些不那么引人入胜的书。

睡前人们不应该做那些会占用大量时间或者很难停下来的活动，比如做家务。在床边放上一本记事本，记录下实时所想，这种方法很有帮助。就我个人而言，我发现写下自己第二天需要办的事情对我有很大帮助。刺激性不大、乏味的活动最终也会起到作用，但患者应该确保他们觉得自己昏昏欲睡之前不会回到床上。

治疗师会帮助患者了解一些有助于睡眠的线索。建立规律的就寝时间和作息时间（或睡觉时间和起床时间）是帮助患者从清醒到困倦过程中的两个重要线索。有孩子的父母可能会在孩子准备睡觉前给他们洗个澡，然后讲一个故事。这个方法很好，因为它会帮孩子形成一种暗示：这种情况下该睡了。但是父母除了为孩子们上床睡觉做准备和处理生活中的烦琐事情之外，他们也常常忘记或没有认识到，自己也需要安排类似的就寝时间。这样做至关重要。

除了遵循常规习惯，正经历失眠的人需要为自己及时制订规律的作息时间表。很多人都有周末补觉的习惯，尽管这样会使缺觉情况得到缓解，但也会造成失眠。

大多数人周日晚上的睡眠状况最糟糕。一部分原因是第二天他们要重新工作了，他们会对此感到忧虑；除此之外，如果周末睡的时间很长，他们会发现自己还没有准备好结束这种睡眠习惯。喜欢周末晚睡一会儿的人会发现，自己整个睡眠习惯都被打乱了，他们还要继续按平时的时间起床。

治疗师可以帮助患者识别和审查可能干扰睡眠的线索，并建议患者进行测试，以帮助确定去掉或添加这类线索后患者的睡眠是否能得到改善。通常情况下，患者坚持几个星期之后，他们开始发现自己的睡眠得到了持续的改善。

睡眠限制

认知行为疗法的另一个组成部分是睡眠限制，主要限制人们的睡眠时间。例如，假设一个人晚上 10 点就寝，第二天早晨 7 点起床，这个人睡了 9 小时觉，但他其实凌晨 2 点才睡着，即实际睡眠时间只有 5 小时。一些睡眠医学专家会觉得患者的睡眠质量很低，因为患者的实际睡眠时间不足床上度过的时间的 60%。

认知行为治疗师会建议患者采用两种基本方法来改善这种状况：遵循严格的睡眠限制策略和遵循宽松的睡眠限制策略。

采用前一种策略的患者应估算自己当前的睡眠效率，并对自己在床上的时间与实际睡眠时间进行限制。上文刚提到的这例患者连续 3 个晚上都在凌晨 2 点以后上床，而且第二天都是 7 点起床。在连续 3 个晚上上床时间和入睡时间保持一致（患者的睡眠效率近乎完美，即达到 100%）之后，患者可以把上床时间逐步提前（每天提前 30 分钟），直到自己的睡眠效率达到 85%，或直到达到令人满意的睡眠效率。

许多患者发现，周末采用这个策略更容易些，因为这时他们工作责任和日常需要会少一些。尝试这种策略的人白天可能会感到疲倦，但大约两周后就可以达到预期的效果。

宽松的睡眠限制策略包括在几周内逐渐限制床上的睡眠时间，而不是立即使用这种限制策略来调整睡眠时间。根据上面的例子，患者可能在第一周把自己的睡眠时间推迟到午夜，第二天继续 7 点起床；第二周，患者又开始在凌晨 1 点上床睡觉，并继续在 7 点起床。患者应该继续宽松的睡眠限制过程，直到自己获得近乎完美的睡眠效率。在这一点上，只要患者能保持睡眠效率，他们就会把就寝时间安排得越来越早。

大多数人会发现采用严格限制策略很快就会生效，但宽松的限制策略则会花更长的时间。

2013 年，新西兰的一个初级医疗机构的团队就已经发现，睡眠限制策略即使单独使用也非常有效。

五种放松训练

　　放松训练涵盖了各种旨在提高睡眠质量的放松策略。一个人在放松时，身体的紧张度会减小。此外，放松的人不太可能关注自己的失眠问题。虽然自助类书籍中有许多放松技巧，但都不如下面介绍的几种技巧，它们是经过广泛研究后发现有效的策略。这些放松技巧包括渐进式的肌肉放松或深度肌肉放松、定速呼吸法、意象诱导放松法、催眠或自我催眠。每种技巧都需要几个星期的日常实践才能起作用。患者应在白天练习放松和冥想技巧，直到觉得自己已经掌握了这些方法。只有当患者几乎不自觉地采用这些技巧时，他们就可以在夜间尝试使用这些方法了。

深度肌肉放松

　　深度肌肉放松是基于这样的理念，即当肌肉绷紧时，人们会感到不安和焦虑，而当肌肉放松时，他们则会感到平静和安宁。正如在马尔温·哥德弗雷德（Marvin R. Goldfried）和杰拉尔德·戴维森（Gerald C. Davison）所著的《临床行为疗法》（*Clinical Behavior Therapy*）中解释的，患者肌肉紧绷时，深度肌肉放松可以通过对患者进行训练来使他们放松下来。

　　开始时，下面列出的各个动作，每次每个动作进行 5 秒，然后放松 10 秒左右。保持肌肉绷紧，但是不要太僵硬，以刚感到疼痛、痉挛或颤抖为宜。做这个练习时可以坐着或躺着，怎么舒服怎么来。也可以在床上做。

　　① 握紧右拳；
　　② 握紧左拳；
　　③ 拉紧右臂的肱二头肌；

④ 拉紧左臂的肱二头肌；

⑤ 提右肩，并逐渐贴近右耳；

⑥ 提左肩，并逐渐贴近左耳；

⑦ 收紧额头的肌肉；

⑧ 收紧下颚并咬紧牙；

⑨ 收紧腹部的肌肉；

⑩ 向前伸展双腿，脚趾朝上。

当你放松每组肌群时，慢慢地对自己说"放松"。关注每组肌群从紧张到放松下来的那种感觉。每组肌群做收紧—放松两次，然后转到下一组肌群。

如果你是初次学习这种肌肉放松法，那么根据电子设备的指令进行放松可以帮助你集中注意力。您可以通过记录设备（如智能手机）来录制自己的指令，甚至可以用智能手机提醒自己的运动时间。

定速呼吸法

急促呼吸会导致血液中的二氧化碳含量降低。人们会因为换气过度导致不稳定、紧张，甚至头晕的感觉。定速呼吸法主要教患者如何慢慢地深呼吸，从而使自己达到深度放松状态。这种缓慢的深呼吸也有助于减轻压力，通常压力是造成失眠的主要因素。做法如下：

平躺，一只手放在胸部，一只手放在腹部，用鼻子慢慢吸气。

呼气时，腹部会向外鼓起大约2.5厘米；吸气时腹部会慢慢回缩。慢慢地吸气、吐气，把肚子想象成一只充气的气球。呼气时，放在腹部的手可能要高于放在胸部的手（这个过程应该慢慢进行）。根据需要重复多次并确保自己慢慢呼吸。如果你开始感到头晕，只需要闭上嘴用鼻子呼吸即可。

完成呼吸锻炼后，你可以静坐几分钟，在这期间闭上眼睛放松。

意象诱导放松法

意象诱导放松法是基于这样的理念：想象一个放松的场景可以帮助人们更放松，呼吸更缓慢，感觉更平静。患者根据引导想象出一个可以使他们真正放松下来的时间或地点，如可以想象自己正坐在码头边、沙滩上、自己家里后院的吊床上，或在一个温和的冬日出门散步。当然也可以想象自己身处某个度假胜地。

找一个舒适的地方，闭上眼睛，想象自己身处放松的场景中。如果你的记忆中没有让自己感觉特别放松的时间或地点，你可以试着想象一些能让自己感到放松的意象。试着把注意力放在你想象的气味、景物和声音上，试着感受想象的意象。一旦感觉到不那么放松，可以随意对意象的任何方面做出调整。10 ～ 15分钟后，睁开眼睛，静坐，享受放松。

催眠和自我催眠

自我催眠背后的原理是，人们会对自己的意识和潜意识作出反应，人们能意识到自己可以通过学习上述讨论过的练习使自己放松下来。他们还可以通过潜意识的思考（外在清醒的意识和感觉）学着认识个人的压力，通过自我催眠，患者可以用任何方法进入一种高度放松的恍惚状态。

催眠治疗师会先通过一系列建议来对患者进行指导，这些建议包括高度关注自己的身体机能（如呼吸）。在催眠状态下，患者会受到各种轻松场景的引导进而想象出其他令人放松的场景。治疗师可能会就处理个人问题的方法提出一些建议。由于患者考虑这些建议，他们就会继续听治疗师说的话，但只偶尔才会关注治疗师。他们在催眠过程中的感觉可能与看一部非常引人入胜的电影，或听一首喜欢的歌曲时产生的感觉相似。

催眠结束后，患者可能会觉得自己真的有过这种经历。许多人自动地就会对生活中令人沮丧的事情有了新的见解。有时，这些见解也不一定是新的，只不过患者之前没有意识到而已。催眠的经历不仅可以帮助患者在神思恍惚时放松下来，也可以通过从催眠中获得的见解来放松情绪。

患者不必担心自己会在催眠过程中失去自控能力。他们完全可以控制自己，并且随时可以停止催眠。通常情况下，治疗师在第一次催眠患者时会引导他们，之后患者就可以在家中自己练习催眠。有人建议，患者应该找一把舒服的椅子或一张舒服的床来进行自我催眠。

冥想

冥想（也称为正念）是以特定方式，无偏见地专注于当下的行动。在过去 10 年，冥想已经获得了大量大众媒体及学术界的关注。最近的研究也表明，有规律的冥想可以帮助失眠的人减轻焦虑。医学尚不能准确理解冥想是如何对睡眠起到帮助作用的。最近的许多研究已经将冥想与大脑血液回流联系起来。虽然这项研究还处于初步阶段，但它确实证实了冥想可能会使大脑处理信息的方式发生变化。其他研究提出，冥想会使我们更容易改变想法、感觉和行为习惯，也能使我们明白个人价值，学会灵活地处理各种情况，并学着容忍一些不愉快的想法和情绪。许多人还说到，冥想可以帮助他们感觉更冷静、更放松。

冥想的核心是什么都不做，不加判断地观察。它遵循一些和放松训练中相同的原则，这些原则旨在指导患者进行冥想练习，但并不会对患者进行硬性规定。这些原则包括不评论、耐心、保持初心、信任、不争、接受和放手。这些原则在乔·卡巴金（Jon Kabat-Zinn）所著的《灾难生活》（Full Catastrophe Living）中有详细描述。尽管所有这些原则都很重要，但许多有健康问题的人士对于接受和放手两方面，比较难做到。接受指的是在对的时间看到对的事情，意识到这一点很重要。但是这并不意味着接受这样的事情会一直保持这种方式。

许多人认为冥想就是让头脑保持不转动或"空白"，但事实并非如此。冥想是一种练习，练习者需要以特定方式将注意力集中在当下的事情上。

当你在吃东西、刷牙、洗碗或照顾孩子时，你都可以冥想。练习冥想时，你可以让感官引导注意力。冥想时，你可能会注意到一些随机或令人担忧的想法一闪而过，但并不会留意它们。只需要对这些想法进行简单的思考，然后忘掉就行。这时，你可能会专注于自己的呼吸。为了从这些练习中获得最大的效益，你至少要保证在 2 ～ 4 周内每天都进行冥想。一开始你什么都感觉不到，或者感觉无聊或沮丧，这很常见。然而，大多数人发现，如果他们坚持不懈地经常练习冥想，这些不好的感觉就会消失。

你可能希望尝试每天在不同的时间练习冥想，以便找到最适合自己冥想的时间。许多人发现，早起开始冥想一二十分钟会让他们感到平静和精神焕发，其他人则倾向于在一天结束时进行冥想。有些人甚至会在夜间醒来时使用冥想来使自己的身体和心灵得到平静。练习冥想有百利而无一害，一天内你冥想的次数越多，你就会越快注意到自己的变化。

正如我们所看到的，认知行为疗法的主要优点之一是，它可以使患者不必再服用安眠药。许多人不喜欢服用药物，但有些人觉得自己做不到。患者是否服用药物是个人喜好问题，但对于那些担心自己对睡眠药物产生心理依赖的人（有时也会产生身体依赖），认知行为疗法就可以为失眠提供一种新的治疗选择。有些患者会逐渐戒除服药的习惯。治疗师与患者一起努力，一旦掌握了治疗失眠的其他技能，就可以帮助患者减少对安眠药的服用。如果患者连续数年都经常服用安眠药，突然戒除这种习惯其实很危险。这就是失眠患者需要逐渐减少服用药物的原因。

要逐渐减少对安眠药的服用，首先要将药物减至最小剂量，但要像服用全部剂量一样经常服用。如果已经服用安眠药多年，那么在医生的监督下逐渐减少剂量比较安全。这个逐渐减少剂量的过程有可能会持续数月。调整为只服用小剂量后，无论入睡多困难，你都应该开始计划、安排好时间，以避免自己使用安眠药。最好为此留出至少两晚的时间来作出调整。许多人会选择在周末或者白天较空闲的时候开始。大多数人会发现自己在没有安眠药的情况下，第一晚会感觉焦虑，入睡困难，但到了第二天晚上，他们通常会疲倦到不用药物就可以入睡。患者通常需要几周时间才能完全停止使用安眠药，在此期间有些人经常会有失误或遇到一些困难。一旦成功摆脱安眠药，许多人就会感到强烈的自豪感和成就感。

2003 年发表的一项研究报告表明，在帮助人们停止使用安眠药这一方面，认知行为疗法和渐进式疗法结合起来使用比单独使用渐进式疗法更有效。一年后，接受联合治疗的患者中 70% 的人停止服用安眠药，而那些没有接受认知行为疗法的患者中只有 24% 停止服用安眠药。

许多失眠患者都想避免使用药物，因为他们担心服药会导致成瘾或引起危险。他们在一开始时觉得自己的失眠无法治愈。但认知行为疗法和治疗师可以帮助他们找到拥有良好睡眠的方法。

要点总结

1. 睡眠检测作为咨询和检查患者睡眠状况的一种方式，对睡眠医学实践至关重要。睡眠检测中心能帮助医生发现和治疗患者的睡眠呼吸暂停、中风、嗜睡和心理创伤等影响生活的睡眠问题。

2. 现在，大多数睡眠医学专家都建议使用认知行为疗法作为治疗失眠的首选方法，特别是针对那些不想采用药物疗法的患者。

3. 认知行为疗法会鼓励患者养成良好的睡眠习惯。其典型特点是，患者可以认识到自己的失眠状况，并调整自己可能造成失眠的行为习惯，继而养成能促进睡眠的好习惯。

4. 帮助患者检测睡眠量的一个好方法是坚持写睡眠日记。睡眠日记是治疗的重要组成部分，因为它可以揭示患者的行为和睡眠模式之间的关联。

5. 认知行为疗法的主要优点之一是，它可以使患者不必再服用安眠药。

结语 **远离睡眠问题，睡个好觉**

　　每个人都需要，同时也在寻求舒适的睡眠。因为睡眠不仅对健康有重要作用，而且可以帮助我们过上幸福、高效的生活。良好的睡眠与空气和水同样重要。

　　我希望你读完本章合上书后能感觉安心。

　　睡眠问题对许多人的生活产生了严重的影响。有些人如果晚上睡不好，第二天一整天都会感到很困倦，没有精力完成任务，并且会面临许多健康问题。睡眠问题对所有人都会产生影响，只是影响的方式不同罢了。所以，女性、男性和儿童的睡眠问题也各不相同。

　　女性在生活的许多方面与男性都有所不同，睡眠也不例外。女性的睡眠可能受到激素、怀孕、更年期等影响。育龄期女性体内的激素每个月都会变化，这可能导致睡眠问题。一个常见问题是多囊卵巢综合征，它会导致睡眠呼吸暂停。女性在怀孕时，身体会发生巨大的变化，这是为即将出生的婴儿做准备，但她们会为此付出很大的代价。大约 80% 的孕妇会遇到睡眠问题，有些甚至会患上睡眠呼吸暂停和运动障碍。确保准妈妈有充足的叶酸和铁元素摄入可以改善睡眠，并保护正在发育的胎儿，使其免于患一些永久性神经系统疾病。

女性出现明显的激素水平变化发生在绝经期，这会对女性产生多方面的影响。激素的下降会增加女性患睡眠呼吸障碍和心脏病风险，而且也会导致女性出现更年期症状，如潮热，这会严重影响她们的睡眠。绝经期和绝经后 50% 以上的女性患有失眠。尽管有对应的治疗方法，但治疗更年期睡眠问题的最好方法仍不清楚。如果你是位女性，你的状况符合本书中描述的某个病例，希望在书中能够找到自己所需的信息，以便寻求专门针对自己需求的医疗帮助。

对于男性来说，睡眠问题可能来自工作或生活方式带来的压力。相对女性来说，男性打鼾更频繁，也被认为存在睡眠呼吸暂停的特殊风险。随着年龄的增长，他们还可能出现与心脏病和中风相关的睡眠问题。

孩子需要比成年人更多的睡眠。他们还可能会患上因扁桃体肿大、下颚短小或肥胖导致的睡眠呼吸暂停。随着年龄的增长，他们的生物钟可能会出现问题，在青少年时期通常会嗜睡。睡眠问题可能导致孩子学业失败，这可能会影响甚至破坏他们将来的生活。

潜在危险最大、最常见的睡眠问题是睡眠呼吸暂停。我们现在知道，约有 4% 的成年人患有睡眠呼吸暂停。鲜为人知的是，在许多情况下，治疗可能很简单，比如我遇到的一个病例：一位 14 岁的女孩因扁桃体肿大而造成的生活困难。女性睡眠呼吸暂停的症状有时与男性不同。因此，患有睡眠呼吸暂停的女性常被误诊为抑郁症，另外，许多医生以及大众认为肥胖的男性才会患睡眠呼吸暂停，然而，许多有患睡眠呼吸暂停的女性和儿童并不肥胖。所以患者和家庭成员应寻求专业人士的帮助和建议，以及被证明有效的治疗方法。

打鼾不仅可以预示患者存在潜在的身体危险，也可能会给伴侣带来严重的被动睡眠问题。我在书中提到了一些应对打鼾的策略，能够帮助双方都获得更健康舒适的睡眠。

身体所需的睡眠量因人而异，而不同的人有不同的睡眠问题。此外，在大脑中控制睡意和使人保持清醒的"钟"，可以根据周围环境有不同的模式。当你的生物钟和普通人不同时，你可能会整夜失眠或无法入睡。跨时区旅行会使生物钟严重紊乱。本书中的相关内容可以提醒你自己的生物钟哪里出了问题，以及你该怎样重置自己的生物钟。

失眠是男性和女性中最常见的睡眠问题。我们已经认识到，失眠不仅是一种疾病，它还可能是身体出现异常的一种警示，可能是生理上，也可能是心理或精神上出了问题，或对压力的反应出现了问题。心脏衰竭、糖尿病、反酸、溃疡病、关节炎等内科疾病，以及许多其他引起疼痛的病症，包括癌症，都可能导致严重的失眠。我们已经了解到这些症状是如何引起失眠，以及用什么方法可以帮助治疗失眠。如果你有持续性的失眠问题，就需要咨询医生，让医生给你推荐针对性的治疗方案。

世界上 15% 以上的人患有不宁腿综合征和其他运动障碍。许多情况下，不宁腿综合征的根本原因是缺铁。受月经周期的影响，女性比男性更容易缺铁。不宁腿综合征通常是从女性怀孕期间开始的。幸运的是，我们现在有一些简单的治疗方法可以治疗。

我在本书中多次提到有关大脑和神经系统对睡眠时间和睡眠质量的影响。几乎所有的精神障碍都会影响患者的睡眠状况，最常见的是抑郁症，世界上约 5% ～ 10% 的成年人患有抑郁症。相比男性来说，女性更有可能得（及被误诊为）抑郁症，因此更有可能出现与抑郁症相关的睡眠问题。她们服用的许多抗抑郁药都可能会导致睡眠不安。服用抗抑郁药对睡眠的影响有好有坏。很多睡眠补救措施，如处方药、非处方药和保健品，对睡眠都有潜在的负面影响。许多药物，无论处方药还是非处方药，都会加重已经存在的睡眠问题，如果患者本身没有睡眠问题，这些药物甚至可能引起睡眠问题。

　　患有创伤后应激障碍的人容易出现的睡眠问题，包括梦游、说梦话、睡眠瘫痪、幻觉甚至暴力行为。睡眠者即使只患有一种睡眠问题，也有可能在梦境中伤及伴侣。这个问题很容易处理。本书中的信息可以帮助区分自己或他人的哪些睡眠行为是危险的，哪些是没有害处的。

　　对于许多嗜睡患者来说，最困难的是得到确诊。本书中描述的症状可以帮助你认识到自己或者家人致命的睡眠问题，并获得必要的帮助。

　　嗜睡甚至有可能是由于诸如咖啡喝太多这样简单的事情引起，从这些情况中，我整理出了可能破坏睡眠的诸多问题，读者可以从本书中发现自己的睡眠问题所在，然后找专门致力于解决睡眠问题的医生进行诊治。

　　……

　　关于睡眠仍有许多未知之谜，但我们现在已经了解了其中的大部分。我写这本书的目的是为了提供信息和方法，使读者能够每天早晨醒来时，都感觉自己睡了个好觉，能完全清醒，可以准备好投入到一天的工作中了。

　　最后，祝所有人都能睡得好。

致谢 　　感谢我的同事兼临床心理学家诺拉·文森特（Norah Vincent）博士，他提供了关于失眠行为治疗的内容。还有我的外甥，美国前西北航空服务员斯文·萨尔加多（Swen Salgadoe），他是克服时差问题的专家，并提供了专业的看法。

　　感谢让·汤姆森·布莱克（Jean Thomson Black）、玛丽·帕斯蒂（Mary Pasti）、萨曼莎·奥斯特洛夫斯基（Samantha Ostrowski）、苏珊·莱蒂（Susan Laity）和耶鲁大学出版社的工作人员，他们帮助和鼓励我，使得这本书得以出版。

　　同样还要感谢我的患者们，他们向我提供了关于睡眠问题如何影响他们生活的很多信息。

　　最后，我衷心地感谢我的妻子芭芭拉（Barbara）。她帮我审查和编辑了这本书。

译者后记 　　2015 年，我与北大的同学迈克尔、桑乐一起开始了蜗牛睡眠的创业。刚开始，我们几个对睡眠根本不懂，完全是两眼一抹黑。于是，我第一时间开始恶补关于睡眠的知识，并第一次接触到了迈尔·克利格教授主编的睡眠医学鸿篇巨制——《睡眠医学：理论与实践》。这可能是我有生以来读过的最厚的一本书，有 1500 多页。

　　本着先学习知识，后理解的原则，我花了很长时间才啃完了这本巨作，对睡眠医学有了初步的认识。我们创业的初衷跟迈尔教授一致：希望改变这个世界，希望用我们有限的影响力，帮助人们实现"睡好觉、做好梦"这样简单而美好的愿望。在创业过程中，我们也不断践行着自己的初衷和愿景。我们希望通过自己的小小努力，让人们对睡眠有基础的了解，并且重视睡眠质量，同时对睡眠问题的改善和治疗的方法论和知识体系也能有一定了解。

　　经过 3 年多的努力，蜗牛睡眠已成为中国最大的睡眠产品和用户聚集社区，我们也欣慰地看到了用户对于睡眠态度的改变与产品的良好评价。

随着对睡眠知识的了解越来越多，我们发现了睡眠对于一个人有多么重要，"只有睡眠好，才会拥有成功的人生"这句话一点都不夸张。一个人的睡眠不好会导致很多疾病，如果不重视睡眠，没有养成良好的睡眠习惯，身体也会逐渐出现相应的状况。从医学统计的数据来看，睡眠不好跟高血压、冠心病、Ⅱ型糖尿病有 80% 以上的相关性。尤其是近年来，随着生活水平的提高和都市化进程的加快，越来越多的人熬夜或者睡不着觉，肥胖人群比例明显增高，同时伴有睡眠呼吸暂停症状的人也越来越多。截至 2018 年，中国的汽车保有量已突破 2 亿辆，然而这些行驶在路上的海量的汽车司机，每天会有很多人在开车时犯困，精力不足，由此导致的交通事故更是不计其数。

睡眠问题和焦虑已经成为全社会的一个共识。

2018 年 6 月，我在美国睡眠协会的年度会议上，见到了迈尔教授本人。他和善豁达，知识渊博且平易近人。他说，对于中国和美国这两个大国来说，睡眠问题很严重，甚至中国比美国和其他国家更严重。迈尔教授专门给中国读者写了一句话："请重视睡眠，因为良好的睡眠会让你的人生变得更好。"（Make sleep a priority. It will improve all aspects of your life.）

这跟我们创业的初衷是一样的，我们希望蜗牛睡眠能够帮助每一个人，希望大家都有好睡眠、好人生。

未来，属于终身学习者

我这辈子遇到的聪明人（来自各行各业的聪明人）没有不每天阅读的——没有，一个都没有。巴菲特读书之多，我读书之多，可能会让你感到吃惊。孩子们都笑话我。他们觉得我是一本长了两条腿的书。

——查理·芒格

互联网改变了信息连接的方式；指数型技术在迅速颠覆着现有的商业世界；人工智能已经开始抢占人类的工作岗位……

未来，到底需要什么样的人才？

改变命运唯一的策略是你要变成终身学习者。未来世界将不再需要单一的技能型人才，而是需要具备完善的知识结构、极强逻辑思考力和高感知力的复合型人才。优秀的人往往通过阅读建立足够强大的抽象思维能力，获得异于众人的思考和整合能力。未来，将属于终身学习者！而阅读必定和终身学习形影不离。

很多人读书，追求的是干货，寻求的是立刻行之有效的解决方案。其实这是一种留在舒适区的阅读方法。在这个充满不确定性的年代，答案不会简单地出现在书里，因为生活根本就没有标准确切的答案，你也不能期望过去的经验能解决未来的问题。

湛庐阅读APP：与最聪明的人共同进化

有人常常把成本支出的焦点放在书价上，把读完一本书当作阅读的终结。其实不然。

时间是读者付出的最大阅读成本

怎么读是读者面临的最大阅读障碍

"读书破万卷"不仅仅在"万"，更重要的是在"破"！

现在，我们构建了全新的"湛庐阅读"APP。它将成为你"破万卷"的新居所。在这里：

- 不用考虑读什么，你可以便捷找到纸书、有声书和各种声音产品；
- 你可以学会怎么读，你将发现集泛读、通读、精读于一体的阅读解决方案；
- 你会与作者、译者、专家、推荐人和阅读教练相遇，他们是优质思想的发源地；
- 你会与优秀的读者和终身学习者为伍，他们对阅读和学习有着持久的热情和源源不绝的内驱力。

从单一到复合，从知道到精通，从理解到创造，湛庐希望建立一个"与最聪明的人共同进化"的社区，成为人类先进思想交汇的聚集地，与你共同迎接未来。

与此同时，我们希望能够重新定义你的学习场景，让你随时随地收获有内容、有价值的思想，通过阅读实现终身学习。这是我们的使命和价值。

湛庐阅读APP玩转指南

湛庐阅读APP结构图：

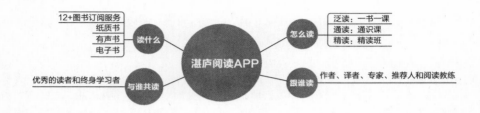

12+图书订阅服务
纸质书
有声书
电子书

读什么

湛庐阅读APP

泛读：一书一课
通读：通识课
精读：精读班

怎么读

优秀的读者和终身学习者

与谁共读

跟谁读

作者、译者、专家、推荐人和阅读教练

三步玩转湛庐阅读APP：

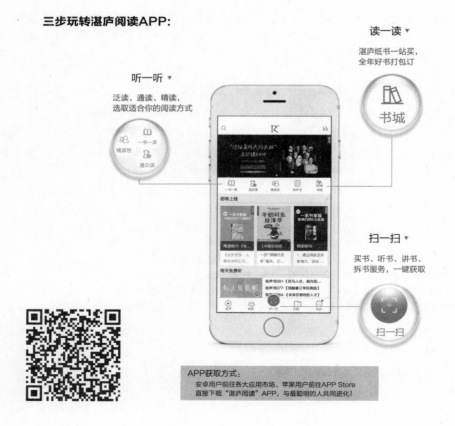

读一读 ▾

湛庐纸书一站买，
全年好书打包订

书城

听一听 ▾

泛读、通读、精读，
选取适合你的阅读方式

扫一扫 ▾

买书、听书、讲书、
拆书服务，一键获取

扫一扫

APP获取方式：
安卓用户前往各大应用市场、苹果用户前往APP Store
直接下载"湛庐阅读"APP，与最聪明的人共同进化！

使用APP扫一扫功能，
遇见书里书外更大的世界！

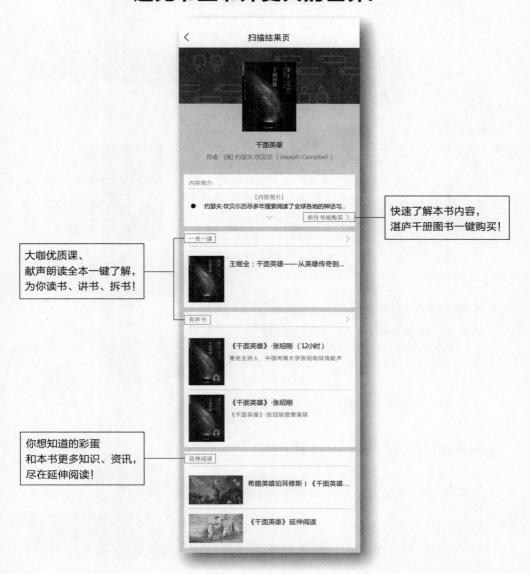

大咖优质课、
献声朗读全本一键了解，
为你读书、讲书、拆书！

快速了解本书内容，
湛庐千册图书一键购买！

你想知道的彩蛋
和本书更多知识、资讯，
尽在延伸阅读！

延伸阅读

《脑与阅读》

◎ "神经科学领域的诺贝尔奖"大脑奖得主迪昂雄心之作。带你发现阅读的方法、价值与乐趣，实现终身学习。

◎ 中科院院士、浙江大学教授唐孝威倾情作序，浙江大学哲学系教授李恒威、苏州大学新教育研究院教授朱永新、果壳网 CEO 姬十三联合推荐！

《脑与意识》

◎ "神经科学领域的诺贝尔奖"大脑奖得主迪昂集大成之作！大胆挑战脑科学中的终极问题，带你"看到"看不见的意识。

◎ 中科院院士、浙江大学教授唐孝威倾情作序，北京大学校务委员会委员周晓林、复旦大学生命科学学院退休教授顾凡及、浙江大学哲学系教授李恒威、果壳网 CEO 姬十三、苇草智酷创始合伙人段永朝盛赞推荐！

《医生最想让你读的书》

◎ 哈佛大学医学院教授，美国贝斯以色列女执事医疗中心主任杰尔姆·格罗普曼，剖析医疗思维错误的警示性大作。

◎ 北京大学医学部教授王一方作序推荐，健康界传媒总裁赵红、北医三院心内科副主任医师赵威等联合推荐！

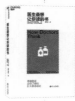

《如何想到又做到》

◎《华尔街日报》销量榜榜首，亚马逊非虚构类畅销书亚军，《今日美国》畅销书排行榜极受欢迎的本版书。

◎《影响力》作者西奥迪尼、宾夕法尼亚大学"钢铁教授"乔纳·伯杰，备受谷歌推崇的心理学家亚当·格兰特等众多大咖一致推荐。

图书在版编目（CIP）数据

睡个好觉/（加）迈尔·克利格（Meir Kryger）著；
高嵩译. -- 杭州：浙江教育出版社，2019.10
ISBN 978-7-5536-9515-0

Ⅰ.①睡… Ⅱ.①迈… ②高… Ⅲ.①睡眠—基本知
识 Ⅳ.① R338.63

中国版本图书馆 CIP 数据核字（2019）第 211927 号

上架指导：睡眠 / 生活

睡个好觉
SHUI GE HAOJIAO

[加] 迈尔·克利格（Meir Kryger）　著
高嵩　译

责任编辑：江　雷　王晨儿
美术编辑：韩　波
封面设计：ablackcover.com
责任校对：余理阳
责任印务：曹雨辰
出版发行：浙江教育出版社（杭州市天目山路 40 号　邮编：310013）
　　　　　电话：（0571）85170300-80928
印　　刷：石家庄继文印刷有限公司
开　　本：710mm×965mm 1/16　　　　印　张：17.75
字　　数：240 千字　　　　　　　　　　插　页：1
版　　次：2019 年 10 月第 1 版　　　　印　次：2019 年 10 月第 1 次印刷
书　　号：ISBN 978-7-5536-9515-0　　定　价：69.90 元